アロマテラピー検定

公式テキスト

1級・2級

2020年6月 改訂版

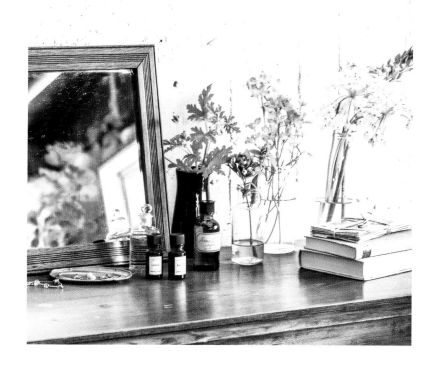

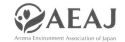
Aroma Environment Association of Japan

公益社団法人 日本アロマ環境協会

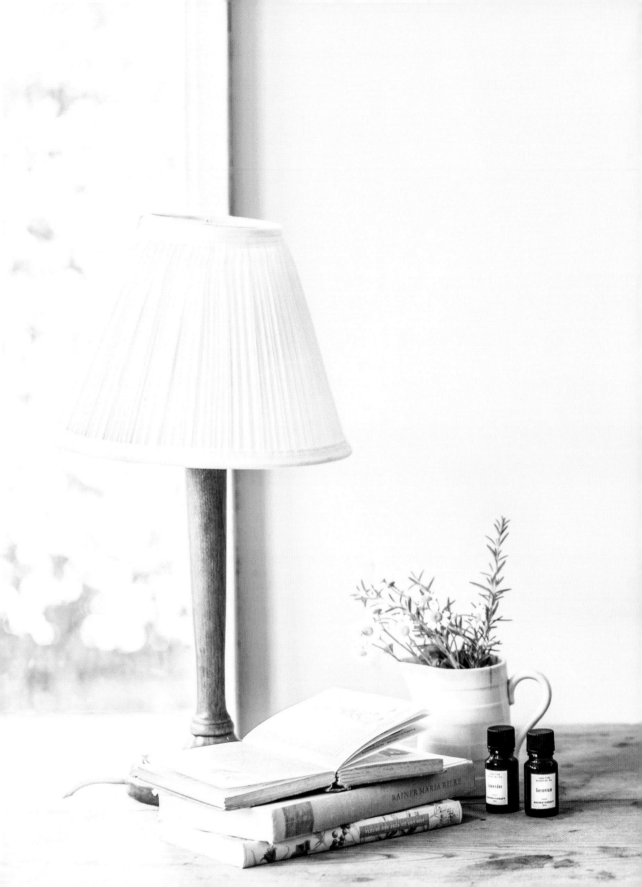

香りから広がる
心地よい毎日を楽しむために

さあ、一歩前へ。
私たちの生活には、さまざまな香りが存在しています。
中でも、心をなごませてくれるのが草木や花々の香り。
その植物の香りのチカラで、
今よりもっと心豊かな毎日を手に入れてみませんか。

精油ビンから落ちる一滴の精油のしずくが、
あなたの世界観を変えてしまうことだってあり得るのです。
「よい香りだから」だけではない、そのメカニズムを理解すれば
もっと深くアロマテラピーに親しむことができるはず。

さあ、心地よく、楽しく、毎日を前向きに生きるために、
香りを通して自分自身の心や身体と向き合いましょう。

アロマテラピーの奥深い世界への道案内として、
本書とともに一歩踏み出してみてください。

2020年6月
公益社団法人 日本アロマ環境協会

本書は、公益社団法人 日本アロマ環境協会が主催する、アロマテラピー検定試験を
受験される方を対象にしたテキストです。1級・2級の試験内容に対応しています。
初めてアロマテラピーを学ぶ方にもわかりやすく、アロマテラピーを安全に楽しむた
めの知識を体系的に説明。さらに、生活の中でアロマテラピーを気軽に楽しみたい方
も、アロマテラピーの基本として活用していただけます。

CONTENTS

Chapter **7**

[1級]

アロマテラピーの歴史をひもとく

Chapter **8**

[1級]

アロマテラピーに関係する法律

精油のプロフィール

資料編

本書の使い方

本テキストは、公益社団法人 日本アロマ環境協会（AEAJ）が主催する、アロマテラピー検定試験（以下、試験）に対応しています。
受験にあたっては、以下にご留意ください。

・**1級の試験は2級の範囲も含まれます。** 全章にわたって勉強しておきましょう（2級の試験は2級の範囲のみ）。

以下の内容は、試験の出題範囲外です。アロマテラピーの知識を広げ、実践的に楽しむための参考にしてください。

・コラム（COLUMNと表記されている囲み・ページ）の内容

・『Chapter 1 アロマテラピーの基本』内の
「偉人たちが愛したアロマテラピー」（P8〜9）

・『Chapter 2 きちんと知りたい、精油のこと』内の
「世界の精油の原料植物事情」（P25）

・『精油のプロフィール』（P93〜128）内の
「学名」
「主な産地」
「成分の一例」
「精油について」の成分名
「研究データ」
「How to use」

・資料編（P129〜141）

INTRODUCTION

2級・1級

アロマテラピーの基本

歴史上の人物も活用していたと伝えられる香りのチカラ。
まずは、アロマテラピーとは何か、基本を理解しましょう。
香りに対する感性を呼び覚まし、心豊かな生活を楽しむきっかけを作りませんか。

偉人たちが愛したアロマテラピー

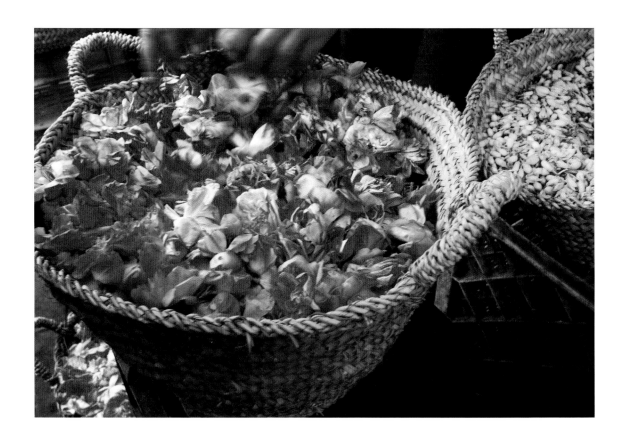

絶世の美女といわれた
クレオパトラが愛したローズ

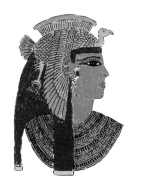

アロマテラピーを政治にまで巧みに利用したのが、かのクレオパトラ。香りのチカラでローマ皇帝ユリウス・カエサル（シーザー）など多くの英雄を魅了。特にローズの香りを好み、男性を部屋に呼び入れる際は、膝まで埋まるほど、バラの花びらを部屋中に敷き詰めたというエピソードは有名です。さらに美容のため、植物油にさまざまな芳香植物を加えたオイル（香油）で、入浴後にトリートメントをしていたといいます。

香水を得るために花をプレスする女性のレリーフ。

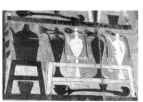

古代エジプト壁画の香水瓶。

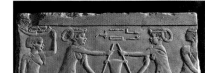

Episode 2

香りの流行をリードした
マリー・アントワネット

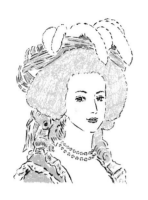

激動の人生を送ったマリー・アントワネットも植物の香りをこよなく愛した女性のひとり。ローズとバイオレットを自分の香りと決め、ベルサイユ宮殿で流行していた銀髪のかつらには、ニオイイリスの根茎を細かく砕いたパウダーにバイオレットの香りを混ぜて振りかけていたそう。ちなみに、ルイ15世の時代にベルサイユ宮殿は「芳香宮」と呼ばれるほど香料に包まれ、毎日まとう香りを変えることが大流行しました。

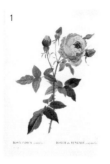
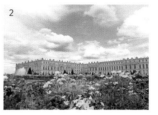

1. バラの画家と呼ばれたピエール・ジョセフ・ルドゥーテの博物画。
2. ベルサイユ宮殿の庭園。

....

Episode 3

ナポレオンは
香水マニアだった!?

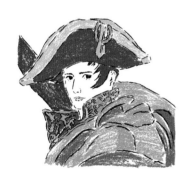

フランス初代皇帝ナポレオンのお気に入りは、オレンジやローズマリーなどの天然香料で作られたオーデコロン。当時オーデコロンは薬や化粧水としても使われており、ナポレオンは普段から洗顔に用い、首や肩へもふんだんに振りかけ、なんと1カ月に60本も使っていたとか。戦いに挑み続ける過酷な状況で、心を整えるため、植物の香りが重要な役割を担っていたのかもしれません。

1. ナポレオンの身支度道具。
2. 19世紀フランスの香水ボトル。

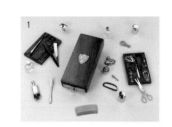
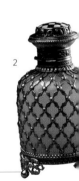

古くからひとびとは、ごく身近にあった植物を薬草として食べたり、塗ったり、
香りを嗅いだりして、傷や病気を治すために利用してきました。
日本でも、芳香植物は「香薬」と呼ばれ、薬の原料としての役割を担っていたのです。
世界各地に広がり、受け継がれた植物療法は、体系化されて現代医学のもとになっていますが、
中でも「香りのチカラ」に注目したのがアロマテラピーの源流。
そんなアロマテラピーの楽しさや奥深さ、役立て方を学んでいきましょう。

アロマテラピー基本の"き"

　今では広く知られているアロマテラピーという言葉は、「アロマ＝芳香」と「テラピー＝療法」を組み合わせた造語です。

　日本でもユズ湯やショウブ湯が親しまれてきたように、古くからひとびとは、植物の香りをごく自然に生活の中に取り入れてきました。リラクセーションやリフレッシュに、また、美と健康のためにも香りが有効活用されてきたのです。

　アロマテラピーは、植物の香り成分を凝縮した<u>精油（エッセンシャルオイル）</u>を用いるのが大きな特徴です。心身に働きかけてトラブルを穏やかに解消し、健やかな状態に導くといわれています。

　アロマテラピーは、ストレスを抱える現代人の心強い味方。香りを楽しみながら、心と身体をトータルにサポートする<u>ホリスティック（全体的）</u>な自然療法として、私たちの毎日に寄り添ってくれます。

ますます身近に。日常を豊かにするアロマテラピーの魅力

　アロマテラピーの利用法は実にさまざま。好きな精油をディフューザーで香らせてリラックスしたり、お風呂に入れて楽しんだり。また、オリジナルのアロマスプレーを作る、トリートメントオイルを作ってボディケアに活用するなど、それぞれの気分や状態、ライフスタイルに合わせて、初心者でも気軽に取り入れられるのが魅力です。

　近年、アロマテラピーは個人で楽しむだけでなく、ビジネスとしても拡大。サロンでのトリートメントや、化粧品や雑貨などの製品開発においてもアロマが付加価値として注目されています。また、健康の増進や病気の予防のために、医療、介護、ボランティアなどの現場でも取り入れられるようになりました。このほか、ホテル、スポーツ、インテリア、アパレルなどの業種で働く人たちが、アロマテラピーの知識を接客やサービスに活かす場面も増えています。さらに、子どもたちに向けた取り組みも。香りの体験教室を通して五感を磨き、自然の大切さを伝える活動を行うなど、教育の場にも広がっています。

AEAJによるアロマテラピーの定義

アロマテラピーは、植物から抽出した香り成分である「精油（エッセンシャルオイル）」を使って、美と健康に役立てていく自然療法です。

アロマテラピーの目的
- ●心と身体のリラックスやリフレッシュを促す
- ●心と身体の健康を保ち、豊かな毎日を過ごす
- ●心と身体のバランスを整え、本来の美しさを引き出す

活用の場が広がるアロマテラピー

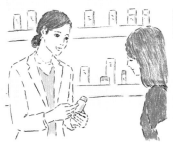
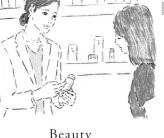

精油の知識を接客や
製品開発に活かして

Beauty
[美容・コスメ業界]

ケアに取り入れて

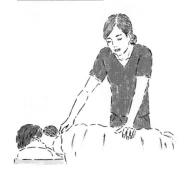

Relaxation, Health
[リラクセーション・ヘルスケア業界]

香りを
ブランディングに活用

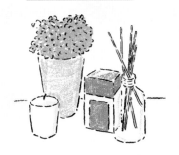

Interior, Apparel
[インテリア・アパレル業界]

子どもたちの
「香育」や環境教育に

Education
[教育業界]

健康増進や
ストレスケアに

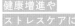

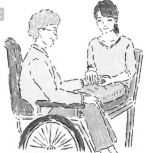

Elderly care, Medical care, Volunteer activities
[介護・医療・ボランティア業界]

香りのおもてなしに

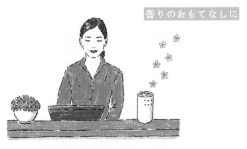

Service, Tourism
[サービス・観光]

「ホリスティック」という考え方

【 holistic 】

hoʊlɪstɪk | hə(ʊ)-

ホリスティックとは、「全体的な」「包括的な」という
意味をもつギリシャ語holosに由来する言葉で、人間
を心や身体が一体になったものとしてとらえます。

「ホリスティックケア」は、病気そのもの、不調その
ものだけでなく、その要因となったライフスタイルや
ストレスなど、身体も、心も、環境も、包括的にとら
えて整えていくもの。

アロマテラピーもそのひとつです。

毎日を健やかに心地よく暮らすための身体作りに、
ぜひ取り入れてみましょう。

ESSENTIAL OIL

2級・1級

きちんと知りたい、精油のこと

アロマテラピーを学ぶうえで、中心となるのが精油です。
植物の貴重なエッセンスともいえる精油の性質や作用をはじめ、
抽出法や環境との関係まで、しっかり理解を深めましょう。

アロマテラピーに欠かせない、精油のこと

アロマテラピーの基本となるのが精油。エッセンシャルオイルとも呼ばれます。
まずは精油がもつ性質や、精油が得られるしくみを知りましょう。

一滴に数えきれないほどの香り成分が凝縮した
植物の貴重なエッセンス

精油の「油」という漢字から、オリーブ油のような植物油をイメージする人も多いかもしれません。しかし、それらは脂肪酸とグリセリンから成る油脂であり、精油とは別物です。

精油は植物がもつ香り成分＝**芳香物質**を取り出した、揮発性有機化合物の集合体。植物が自分の身を害虫や病気から守ったり、受粉を促したりするために植物体内で作られ蓄えられた香りの成分が、菌の繁殖を抑えたり、ホルモンバランスに働きかけたり、心や身体の疲れを癒やしたり、私たちの健やかな生活のためにも役立ってくれます。

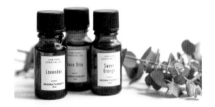

AEAJによる精油の定義

精油（エッセンシャルオイル）は、植物の花、葉、果皮、果実、心材、根、種子、樹皮、樹脂などから抽出した天然の素材で、有効成分を高濃度に含有した揮発性の芳香物質。各植物に特有の香りと機能をもち、アロマテラピーの基本となるもの。

成分が変化すると香りも変わる

精油の香り成分は、空気や紫外線、温度などにより化学変化を起こしたり、香り成分同士が化学反応を起こしたりします。そのため、時間の経過とともに成分が変化し、香りも変化します。精油は保管にも気を配りましょう。（P30参照）

精油の安全性

精油は決して危険なものではありませんが、自然のものだから絶対安全という思い込みはNG。精油を飲んだり、目や粘膜につけたりしないよう、必ずルールを守って楽しみましょう。（P28参照）

覚えておきたい精油の4つの性質

精油はいくつかの特徴的な性質をもっています。
精油を正しく使いこなすためにもこの4つはぜひ覚えましょう。

Characteristics
1

香りがある 【芳香性】

香りを放つ性質を**芳香性**といいます。精油はさまざまな芳香性を
もつ成分から構成されたもの。華やかな香り、さわやかな香りな
ど、植物ごとに独特の香りをもっています。

Characteristics
2

香りが広がりやすい 【揮発性】

液体が気体になる性質を**揮発性**といいます。精油は小皿などに垂ら
しておくだけで少しずつ揮発するため、使用後は速やかに精油ビン
のフタを閉めましょう。

Characteristics
3

油に溶けやすく、水に溶けにくい 【親油性・脂溶性】

精油は油に溶けやすく、水に溶けにくい性質があります。試しに水
に精油を垂らすと、精油は表面に浮いて膜のように広がります。そ
のため、アロマスプレーなど水分の多いものを作る場合は、精油を
無水エタノールなどに混ぜてから、水となじませます。詳しい作り
方はChapter 4で学びますが、精油は**親油性・脂溶性**であること
をおさえておきましょう。

Characteristics
4

火が燃え移りやすい 【引火性】

揮発した物質が空気と混ざり合い、他からの火や熱が移って燃え出
す性質のことを**引火性**といいます。手作り化粧品の作製でコンロを
使用する際など、火のそばで精油を扱わないように注意が必要です。

植物が精油を作り出すしくみ

　植物は**光合成**により二酸化炭素と水から、酸素と生命維持に欠かせない炭水化物を合成しています。これを**一次代謝**といいます。

　さらに一次代謝で合成した炭水化物から、植物はさまざまな有機化合物を作り出します。これを**二次代謝**といい、精油もこの過程で生成されます。

　つまり精油は植物の**二次代謝産物**といえます。

さまざまな部位に蓄えられる精油

　精油は植物全体に均一に含まれるわけではなく、特定の細胞で作られ、それぞれの部位に蓄えられます。ペパーミントは葉の表面近く、オレンジは果皮の内部などさまざま。そのため、精油の**抽出部位**は植物ごとに異なります。

成分が異なる「ケモタイプ」

　同じ種類の植物でありながら、精油の構成成分が大きく異なることがあります。これをケモタイプ（化学種）と呼びます。すべての植物にケモタイプが存在するわけではありませんが、たとえばローズマリーは、成分としてカンファーを多く含む種、シネオールを多く含む種、ベルベノンを多く含む種の3タイプがあり、それぞれ特有の香りや作用があります。

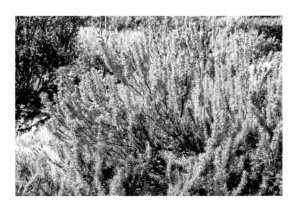

●ローズマリーの「ケモタイプ」例
ローズマリー・カンファー
ローズマリー・シネオール
ローズマリー・ベルベノン

植物の部位の役割と精油の関係

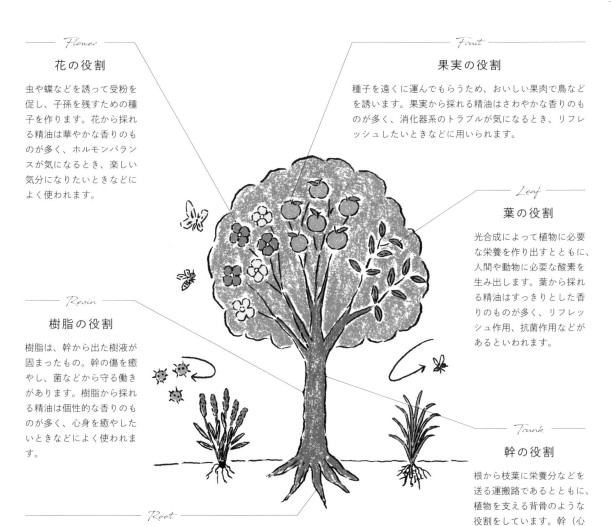

Flower
花の役割

虫や蝶などを誘って受粉を促し、子孫を残すための種子を作ります。花から採れる精油は華やかな香りのものが多く、ホルモンバランスが気になるとき、楽しい気分になりたいときなどによく使われます。

Fruit
果実の役割

種子を遠くに運んでもらうため、おいしい果肉で鳥などを誘います。果実から採れる精油はさわやかな香りのものが多く、消化器系のトラブルが気になるとき、リフレッシュしたいときなどに用いられます。

Leaf
葉の役割

光合成によって植物に必要な栄養を作り出すとともに、人間や動物に必要な酸素を生み出します。葉から採れる精油はすっきりとした香りのものが多く、リフレッシュ作用、抗菌作用などがあるといわれます。

Resin
樹脂の役割

樹脂は、幹から出た樹液が固まったもの。幹の傷を癒やし、菌などから守る働きがあります。樹脂から採れる精油は個性的な香りのものが多く、心身を癒やしたいときなどによく使われます。

Trunk
幹の役割

根から枝葉に栄養分などを送る運搬路であるとともに、植物を支える背骨のような役割をしています。幹（心材）から採れる精油は森林を思わせる香りが特徴。リラックスしたいとき、心を鎮めたいときなどに活用されています。

Root
根の役割

地中から水や養分を吸い上げると同時に、植物をしっかり支える土台の役割をしています。根から採れる精油は土のような深い香りのものが多く、心を落ち着かせたいときなどに向いています。

香り成分の働き

香り成分にはさまざまな効果があるといわれています。その中でも3つの例をみてみましょう。

1.誘引効果

受粉のため、種子を遠くに運ぶために、昆虫などの生物を引き寄せる効果

2.忌避効果

摂食されることを防ぐために、昆虫などの生物を遠ざける効果

3.抗真菌効果・抗菌効果

カビや酵母などの真菌、細菌の発生・繁殖を防ぐ効果

精油がもたらすさまざまな作用

精油には、心身に働きかけるさまざまな作用があります。
アロマテラピーをライフスタイルに取り入れるためのヒントとして、チェックしておきましょう。

作用を知っておくと、精油選びにも役立つ

精油にはそれぞれに特有の成分が含まれ、複雑に絡みあって精油の香りや特徴を作り出しています。香りによって、気分がすっきりしたり、リラックスしたり、元気になれたりした経験は皆さんにもあると思いますが、その理由は精油それぞれが作用をもって心身に働きかけているからです。

その一例として、下記に精油の主な作用をまとめました。疲れやストレスを感じたとき、風邪をひきそうなとき、肌の調子が気になるときなど、セルフケアを行う際の参考にするとよいでしょう。

[精油の作用例]

強壮作用	身体を活性化したり、強くしたりする作用
去痰作用	痰の排出を促し、痰を切る作用
抗ウイルス作用	ウイルスの増殖を抑える作用
抗菌作用	細菌の増殖を抑える作用
抗真菌作用	カビや酵母など、真菌の増殖を抑える作用
殺菌作用	主に人体にとって有害な細菌などの病原体を殺す作用
収れん作用	皮膚を引き締める作用
消化促進・食欲増進作用	胃腸の消化活動を活発にし、食欲を増進させる作用
鎮静作用	神経系の働きを鎮め、心と身体の働きをリラックスさせる作用
鎮痛作用	痛みをやわらげる作用
保湿作用	皮膚の潤いを保ち、乾燥を防ぐ作用
ホルモン調整作用	ホルモンバランスを整える作用
虫よけ作用	虫を寄せつけない作用
免疫賦活作用	免疫の働きを高め、活性化する作用
利尿作用	尿の排泄を促進する作用

精油の抽出法について

植物から精油を抽出するにあたっては、いくつかの方法があります。
精油がどのようにして得られるのか、それぞれの抽出法のポイントを学びましょう。

主に抽出部位によって使い分けられる

精油は植物の花や葉、果皮、果実、心材、根、種子、樹脂などの部位から、ごくわずかしか採れない貴重なエッセンス。たとえば、精油1kgを得るために、ラベンダーならその花穂を100〜200kg、ローズなら花を3〜5t必要とします※。

その希少な精油を、効率よく安定的に植物から採り出す手段として、精油の抽出法は時代とともに進化してきました。同じ植物でも抽出法が違えば成分も変わります。また、それぞれの植物、抽出部位に適した方法が用いられます。その代表的な方法を紹介していきましょう。

※AEAJ調べ。産地や生産条件などにより異なります。

Method

1

水に溶けにくい性質を利用した
水蒸気蒸留法

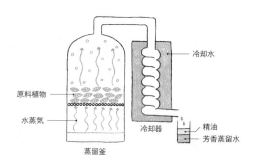

冷却水
原料植物
水蒸気
冷却器
精油
芳香蒸留水
蒸留釜

精油の抽出法としてよく用いられる方法です。

まず、原料の植物を蒸留釜に入れ、蒸気を直接吹き込むか、水を沸騰させて植物に蒸気をあてます。すると蒸気の熱で植物に含まれる香り成分が揮発。その香り成分を含む**水蒸気**を冷却器に送って冷やすと再び液体に戻り、水と精油の2層に分離します。

その上層部（または下層部）が精油となりますが、残った水の中にも香り成分が微量に含まれています。これを**芳香蒸留水（フラワーウォーター、ハーブウォーター）**と呼び、化粧水などに利用されています。

水蒸気蒸留法は熱にさらされるため、香りや成分が損なわれる場合も。そのため、水蒸気蒸留法が不向きな植物にはほかの方法を用います。

Method

2

主にかんきつ類に用いられる

圧搾法

主にレモン、スイートオレンジなどのかんきつ類の精油の抽出に使われます。

精油は主に果皮に含まれているため、昔は手で皮をむいて絞り、スポンジに吸わせて精油を回収していました。現在では機械のローラーで**圧搾**し、**遠心法**で水分を分離させて精油を得ています。

熱を加えずに圧搾することから、**低温圧搾（コールドプレス）**とも呼びます。熱による成分変化がほとんどなく、自然のままの香りや色が得られるのがメリットですが、搾りかすなどの不純物が混入することも。また、化学変化しやすい成分が多く含まれるため、ほかの抽出法で得られた精油に比べ、劣化しやすいのが特徴です。近年では、かんきつ類の精油を水蒸気蒸留法で抽出することもあります。

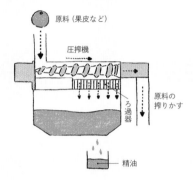

Method

3

繊細な花の香りに用いられる

揮発性有機溶剤抽出法

石油エーテル、ヘキサンなどの**有機溶剤**を使用する方法。ローズやジャスミンなど繊細な花の香りを得るのに適しています。

まず、溶剤釜に原料植物を入れ、常温で溶剤の中に香り成分を溶かし出します。その際、香り成分だけでなく、花の**ワックス成分**なども溶剤の中に一緒に溶け込みます。

植物を取り除き、溶剤を揮発させると、香り成分とワックス成分などが含まれた半固形状のものが残り、これを**コンクリート**と呼びます。次にエタノールを加え、香り成分とワックス成分などを分離。最終的にエタノールを取り除いて完成したものを「**アブソリュート**」と呼びます。

精油の中に有機溶剤が少し残る場合があるので、「アブソリュート」と「精油」を区別する考え方もあります。また、上記の方法で樹脂などから取り出したものは「**レジノイド**」と呼ばれ、芳香を持続させる保留剤としても使われます。

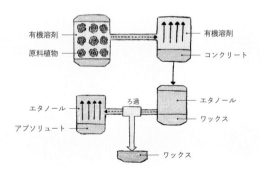

Method

4

古くから伝わる伝統的な手法

油脂吸着法

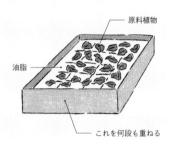

原料植物

油脂

これを何段も重ねる

ローズやジャスミンなどの花の香りを得るための伝統的な抽出法です。油脂になじみやすい精油の性質を利用した手法で、精製した無臭の牛脂（ヘット）や豚脂（ラード）を混ぜたものや、オリーブ油などに香り成分を吸着させます。

常温で固形の脂の上に花などを並べる冷浸法（アンフルラージュ）と、60〜70℃に加熱した油脂に浸す温浸法（マセレーション）の2通りの方法があり、香り成分を高濃度に吸着した油脂は「ポマード」と呼ばれます。これにエタノールを加えて香り成分を取り出し、エタノールを除いたものがアブソリュートです。

現在のアブソリュートは、揮発性有機溶剤抽出法で得られたものがほとんど。油脂吸着法はとても手間がかかるため、今はあまり行われていませんが、抽出技術の発展において歴史的価値のある抽出法なので覚えておきましょう。

Method

5

近年開発された技術

超臨界流体抽出法

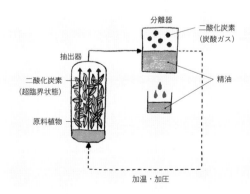

分離器

二酸化炭素（炭酸ガス）

抽出器

二酸化炭素（超臨界状態）

原料植物

精油

加温・加圧

1970年ごろから登場した抽出法のひとつで、主に二酸化炭素などの液化ガスを溶剤として用います。

二酸化炭素に熱と圧力をかけると、気体と液体の中間の流体（超臨界状態）になります。その流体状態の二酸化炭素を、植物を入れた抽出器に通過させると、流体が芳香植物に浸透し、香り成分を効率よく取り込むことができます。流体を取り出し、圧力を戻すと、二酸化炭素は気化して香り成分だけが残ります。

二酸化炭素を溶剤に使うと低温で処理でき、植物そのものに近い香りが得られますが、高価な装置が必要なため、精油の抽出法としてはあまり一般的ではありません。

※各抽出法のイラストはイメージです。

How to select essential oil
精油の選び方

1
アロマテラピーの専門店で購入する

インターネットや通販で手軽に買えますが、初心者はアロマテラピーの専門店で購入するのがおすすめ。実際に香りを感じて確かめることができるうえ、知識豊富な販売員のいる専門店なら、精油の情報や使用法なども相談できて安心です。

2
いろいろな香りを試してみる

精油の種類はとても豊富。香りを嗅いだときにどんな印象をもつか、いろいろな精油を試して、イメージを広げてみましょう。香りの好き嫌いは人それぞれ異なるので、好きな香り、興味をもった香りからスタートするのがおすすめです。

3
心地よいと感じる香りを選ぶ

アロマテラピーで大切なのは、自分にとって心地よい香りを選ぶこと。その心地よさがリラックスやリフレッシュにつながります。苦手な香りを無理して使うことはアロマテラピーの本来の目的ではありませんし、かえって逆効果なことも。

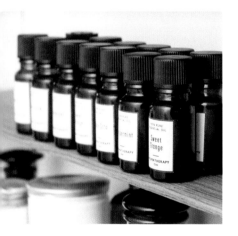

4
容器の遮光性などを確認

精油は紫外線や熱、温度で成分変化するため、市販されているものの多くは遮光性のガラス容器に入っています。精油が1滴ずつ出てくるドロッパー（中栓）つきのほうが便利。市販の多くはドロッパーつきですが、併せて確認しておきましょう。

5
天然精油であるかラベルをチェック

精油を購入する際に、必ず表示を確認しましょう。アロマテラピーでは植物から抽出された天然の精油を使用します。下記の精油の製品情報を参考に、パッケージのラベルなどの表示をしっかりチェックしましょう。

AEAJ表示基準適合認定精油について

AEAJでは、製品情報や使用上の注意をわかりやすく表示する「表示基準」を定め、それを満たしたブランドを「AEAJ表示基準適合認定精油」として認めています。専門店で買う際の参考にしてください。

精油の製品情報

1. ブランド名
2. 品名（精油の名前・通称名）
3. 学名
4. 抽出部分（部位）
5. 抽出方法
6. 生産国（生産地）または原産国（原産地）
7. 内容量
8. 発売元または輸入元

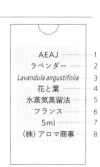

AEAJ	1
ラベンダー	2
Lavandula angustifolia	3
花と葉	4
水蒸気蒸留法	5
フランス	6
5ml	7
(株)アロマ商事	8

Try essential oil
香りの試し方

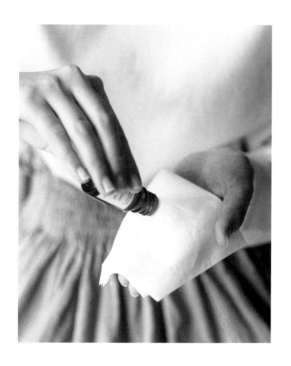

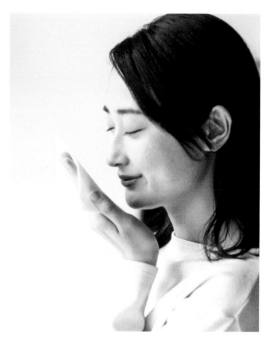

step 1

精油をティッシュペーパー
などに落とす

精油ビンをゆっくり斜めに傾けるとドロッパー（中栓）から1滴ずつ落ちてきます。ティッシュペーパーなどに1滴落としてみましょう。

・精油ごとに粘度が異なるので落ちてくるスピードは異なります。
・ビンは振らないこと。
・色がつく精油があるので注意。
・ムエット（試香紙）を利用しても。

step 2

顔を近づけて
香りを確かめる

鼻に近づけてティッシュペーパーやムエットを軽く振り、香りをゆっくりと吸い込みます。精油ごとの香りの特徴やイメージを頭の中でふくらませてみましょう。香りの体験を積み重ねることで、精油への理解が深まります。

・鼻や顔などの皮膚に精油がつかないようにしましょう。
・強い香りは、粘膜を刺激することがあるので気をつけましょう。
・体調に合わせて、時間を短くするなどして注意して行ってください。

切っても切れない、精油と環境の深い関係

アロマテラピーを楽しむうえでは、精油のもととなる植物の
現状についても知っておきたいもの。地球全体の環境が危ぶまれ、たくさんの森が
失われている今、私たちひとりひとりができることから考えてみましょう。

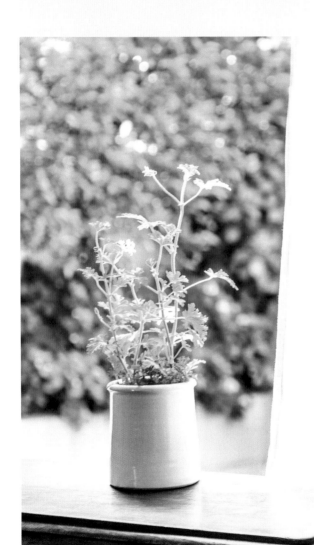

植物の恵みと地球環境

アロマテラピーに欠かせない精油は、植物からの大切な恵み。精油が得られるまでの過程にも意識を向け、植物が育つ土壌、大気、水、そこに暮らす生き物など、あらゆる自然環境が関わっていることを、私たちは忘れてはなりません。

生活が豊かで便利になる一方で、**地球温暖化**や酸性雨の問題が深刻化。地球温暖化は異常気象の頻発や植物の生育環境の悪化など、環境に大きな影響を及ぼします。

また、精油の原料植物の宝庫であるアフリカや中東地域でも、人口増加、紛争などによる自然破壊が加速。高値で取引される植物が乱獲されるなど、需要の高まりによる環境への影響も懸念されています。

精油を通して現状を知り、環境を守ることにも目を向けてみましょう。

精油の
原産地が抱える問題

　精油の原料となる植物の中には、高価な香木をはじめ、建材、家具、楽器の材料として大量伐採され、絶滅の危機にひんしている植物があります。IUCN（国際自然保護連合）では、絶滅の恐れがある野生の動植物を<u>絶滅危惧種</u>として「レッドリスト」に指定していますが、その数４万2,100種以上（2023年１月現在）。ワシントン条約会議でレッドリストとして採択された種は、国際取引が制限・禁止されます。また、木を切らなくても、樹脂を採取するために樹皮に切り込みを入れることで、樹木が弱ってしまうことも少なくありません。

　こうしたことからレッドリスト対象外の種でも、各国の政府が伐採・輸出を規制したり、プランテーション化したりして、危機的状況にある植物を保護する動きがあります。

　たとえば、サンダルウッドは白檀の名で日本でも古くからお香、仏具、建材に使われてきた香木。インドのマイソール産のものが香り高く、高級とされ、広く世界中で宗教儀式などに利用されてきました。現在、インドのサンダルウッドは保護森林となっており、伐採はインドの国家機関である環境森林気候変動省が直接管理。伐採したら植樹することが義務づけられ、輸出にも厳しい規制がかけられています。

　樹木の中には、成長するのに20年、50年、100年と長い年月がかかるものもあります。限りがある原料植物を持続可能なかたちで利用するためには、植物を守りながら計画的に利用していく姿勢が大切です。

世界の精油の原料植物事情

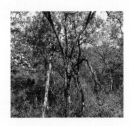

Sandalwood

インド政府が管理
サンダルウッド

輸出規制によりインド産の供給が減ったため、近年はインド産の香りによく似たオーストラリア産の流通量が増加。

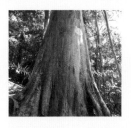

Agarwood

絶滅危惧種
アガーウッド

別名は沈香樹。香木として歴史的に利用されてきた。最高級のものは伽羅と呼ばれ、高値で取引されたことから大量伐採された。主な産地はベトナム、インドネシア、インドなど。産地や各国のボランティアが植樹活動を行っている。

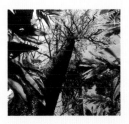

Rosewood

絶滅危惧種
ローズウッド

香料や建材として人気を集め、ブラジル政府が1930年代から伐採を規制。現在は許可がないと伐採、移動、輸出ができない。植樹などもすすめられているが、精油を採取するには20年近い年月を要する。近年では、木を守るため、木部ではなく、枝葉から抽出した精油も増えてきている。

未来のアロマ環境を
守るために

　自然環境をすぐに変えることはできませんが、私たちひとりひとりが環境のために今からできることは、たくさんあるはずです。

　ものを大切にする、無駄をなくすといった日々の心がけはもちろん、花や草木を育てること、さらにはこの章で学んだような精油の原料植物への理解を深めることも、環境への意識を高め、自然を思いやる行動のきっかけになります。

　アロマテラピーにおいては、希少な精油に似た香りや成分をもつ精油を選ぶ、木部の伐採を必要としない枝葉から抽出される精油を積極的に利用することもひとつの手段。一方で、絶滅が危惧されるからといって利用を控えるよりも、計画的に植樹・管理された農園の植物や代替植物の製品を使うことによって、原産地やそこで働く人々が経済的に豊かになり、ひいては植物を守ることにつながるという考え方もあります。

自然の大切さを
子どもに伝える「香育」

　AEAJでは、精油や精油をとりまく植物や自然との豊かな共存を目指し、「自然の香りある豊かな環境」を「<u>アロマ環境</u>」と名づけ、アロマ環境を守る（保全）、育てる（創造）、楽しむ（活用）という観点から、さまざまな活動を行っています。

　その取り組みのひとつが「香育」。香育とは、子どもたちに向けた香りの体験教育です。五感のひとつ「嗅覚」に意識を向け、豊かな感性や柔軟な発想力を育むとともに、人と植物の関わり、自然環境の大切さを伝えます。

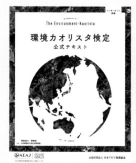
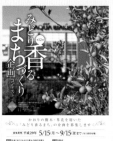

広がる環境への取り組み

AEAJでは、植物やその香りに親しみ、自然と環境を大切にする人を増やす「環境カオリスタ検定」を実施しています。このほか、環境省主催の「みどり香るまちづくり企画コンテスト」を共催。住みよい環境を作るための、「かおりの樹木・草花」を用いた企画コンテストを行い、優秀な企画には苗木や苗を提供。植物の香りあふれるまちづくりを支援しています。

SAFETY

2級・1級

アロマテラピーの安全性

さまざまな効果が知られるアロマテラピーは、
きちんとした知識があってこそ楽しめます。
精油を安全に使用するための心得や保管方法などを学びましょう。

精油を安全に使用するための心得

アロマテラピーを快適に心地よく楽しむためには、誤った使い方をしないことが大切です。
精油の取り扱い方や注意事項をよく読んで、正しく活用しましょう。

Do not use undiluted essential oil on the skin

原液を直接皮膚につけない

精油は植物の香り成分を高濃度に含有しています。原液のままでは刺激が強いため、必ず<u>希釈（薄める）</u>して使用します。

>> 対処法

精油の原液が皮膚についた場合は、速やかに大量の水でよく洗い流します。

精油は水に溶けにくい性質がありますが、身近なものでできる方法として、まずは水で洗い流す方法をおすすめしています。赤み、刺激、発疹などがみられた場合は、医療機関を受診してください。

Do not take orally

精油を飲用しない

日本では一般的に精油は医薬品や食品ではなく、「雑品」に該当します。AEAJでは精油を飲むこと、ほかの食品と一緒に摂取すること、うがいに使うことをおすすめしません。

>> 対処法

精油を誤って飲んだり、口の中に入ったりした場合は大量の水ですすぎます。

飲み込んでしまった場合は吐かせずに、すぐに医師の診察を受けてください。その際、誤飲した精油ビンを持参しましょう。

Keep away from fire

火気に注意する

精油は引火性があるため、キッチンなど火気を扱う場所で、精油を用いて手作り化粧品などを作製する場合は注意が必要です。

Keep out of reach of children and animals

子どもやペットの手の届かない場所に置く

誤飲などの危険性があるので、保管場所に十分配慮しましょう。

Avoid contact with eyes

精油を目に入れない

目は皮膚よりもデリケートな部位なのでさらに注意。誤って目に入れたり、精油がついた手で目をこすったりしないよう注意しましょう。

>> 対処法

精油が目に入った場合は、大量の水で洗い流します。決して目をこすらず、速やかに医療機関を受診してください。

注意すべき対象者

アロマテラピーを安心して楽しむためには、健康状態や体質、感受性などに
配慮することが大切です。不快感や異変を感じた場合は、使用を中止しましょう。

妊産婦の方

本テキストに掲載のアロマテラピーを実践して、妊婦に重大な事故が生じたことは、現在までに報告されていませんが、妊産婦の方は体調に考慮し、芳香浴（P42〜45参照）以外で楽しむ場合は十分注意してください。アロマトリートメントを受ける場合は、医師や経験豊富な専門家に相談しましょう。

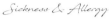
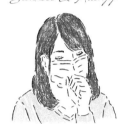

病気・
アレルギーのある方

医療機関で治療中の方、薬を処方されている方は、かかりつけの医師に相談してください。植物油など（P36〜39参照）のアレルギーにも注意しましょう。

子ども・ペット

3歳未満の幼児は、芳香浴以外は行わないようにしましょう。3歳以上の子どもでも、精油は成人の10分の1の量から始め、多くても2分の1程度にします。また、動物は人間と身体のつくりが異なるので、安易にペットに使用してはいけません。

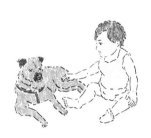

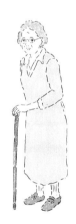

高齢者や
既往歴のある方

まずは基準の半分以下の量の精油で試し、様子をみながら使用しましょう。

皮膚の弱い方

皮膚の弱い方、初めてアロマテラピーを利用する方は精油の希釈濃度に注意しましょう。手作りのトリートメントオイルやボディスプレーなど、皮膚につける場合は、低い濃度で試してから使用することをおすすめします。異常がみられたら、大量の水で洗い流し、使用を中止してください。

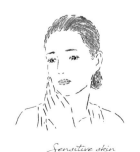

精油の保管について

精油は製造したときから成分の変化が始まっています。
特に空気に触れることによる酸化、紫外線、温度、湿度に注意して保管しましょう。

保管容器

遮光性のガラス容器が最適です。フタをしっかり閉め、ビンは立てて保管します。

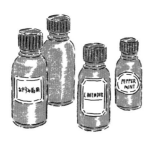

保管場所

直射日光の当たらない冷暗所に保管します。エアコンの温風の当たる場所も避けて。夏は湿度にも注意します。

精油の保存期間

開封後、1年以内が目安とされています。特にかんきつ系の精油などは、ほかと比べて成分変化が起きやすいといわれています。使用時は必ず香りを確かめましょう。

使い方に注意が必要な精油

精油には有益な作用がたくさんありますが、中には使い方に気をつけるべき種類があります。

紫外線に気をつけたい精油

精油の成分の一部には日光などの紫外線に反応することにより、皮膚に炎症や色素沈着を起こす可能性のあるものがあります。この反応を**光毒性（ひかりどくせい）**といい、光毒性をもつ可能性のある精油を皮膚に使用する場合は注意が必要です。
近年では、光毒性をもつ可能性のある成分を取り除いた精油も販売されています。光毒性をもつ成分の代表にベルガプテンがありますが、化学的にフロクマリン類に分類されることから、ベルガプテンフリーもしくはフロクマリンフリーとしてラベルに記載されています。

［精油例］
グレープフルーツ、ベルガモット、レモン

皮膚刺激に気をつけたい精油

皮膚表面から浸透したときに、皮膚組織や末梢（まっしょう）血管を刺激し、炎症、紅斑、かゆみなどの**皮膚刺激**を起こすものがあります。

［精油例］
イランイラン、ジャスミン、ティートリー、ブラックペッパー、ペパーミント、メリッサ、ユーカリ

Q & A
アロマテラピーに関するよくある質問

Q1.

精油はたくさんの量を使ったほうが、
効果がある？

**A. トラブルの原因になる場合もあるため、
適切な使用量を守りましょう。**

精油の使用量は多いほどよいというわけではありません。高濃度で使うより、ほのかに香る程度のほうがリラックス作用や作業効率、集中力が高まったという報告もあります。また肌に塗布する場合には思わぬ肌トラブルにもつながりますので、必ず希釈濃度（P35参照）を守って使いましょう。

Q2.

アロマオイルと
書いてあるものはNG？

**A. 植物から抽出した天然の
精油かどうかを確認しましょう。**

アロマオイルと表記されているものの中には、合成香料を含むものがある可能性があります。アロマテラピーに適さない場合があるので、天然精油であるか確認して使用しましょう。また、極端に価格が安いものにも注意が必要です。

Q3.

ペットを飼っていますが、
アロマテラピーをして大丈夫？

A. 獣医に相談しましょう。

動物は人間と身体のつくりが異なるため、ペットを飼っている場合は獣医に相談のうえ、使用しましょう。ペットの口に入らないよう、保管場所にも気をつけましょう。

Q4.

サロンでのアロマトリートメントが
原因で、お客さまに
肌トラブルが起きてしまったら？

A. 医療機関の受診をすすめましょう。

まずは医療機関の受診をすすめましょう。AEAJではアロマテラピー保険※をご用意しています。アロマテラピー活動中のさまざまなリスクに備えた保険で、AEAJ個人正会員の方は自動加入となります。また、ボランティアやイベントでアロマテラピーを行う際には、事前に参加者から「同意書」を得ておくことも大切です。

※アロマテラピー賠償責任補償制度

精油の飲用について

精油は、日本国内では医薬品にも化粧品にも該当しない「雑品（雑貨）」扱いのものが多く、その製造法や衛生環境なども法律で管理されていないため、飲用や、薬のようにして使用することはAEAJではおすすめしていません。

また、精油は植物の成分が複雑に混ざり合った高濃度のエッセンス。中には刺激の強い成分も含まれ、飲用は大変危険です。

ただし、例外といえるのが、医薬品の規格基準書である「日本薬局方」に収載されている精油や、食品香料（食品添加物）として厳しい安全管理のもと生産されている精油です。

たとえばハッカ油。日本薬局方に準拠したハッカの精油は医薬品として取り扱われています。ハッカ油の中でも、さらに食品添加物として認められているものは、炭酸水に加えたり、チョコレートに混ぜたり、食品香料として用いることが可能です。

現在、国内のアロマテラピーショップやインテリアショップで購入できるのは、ほとんどが「雑品」の精油。自分が購入した精油をきちんと見極めて、安全に使いましょう。

PRACTICE

2級・1級

アロマテラピーを実践する

この章では実際にアロマテラピーを楽しむ方法について学びます。
必要な用具をそろえたら、さっそくアロマテラピーを活用してみましょう。
おすすめのレシピも参考に、さあ、生活のさまざまなシーンに取り入れて。

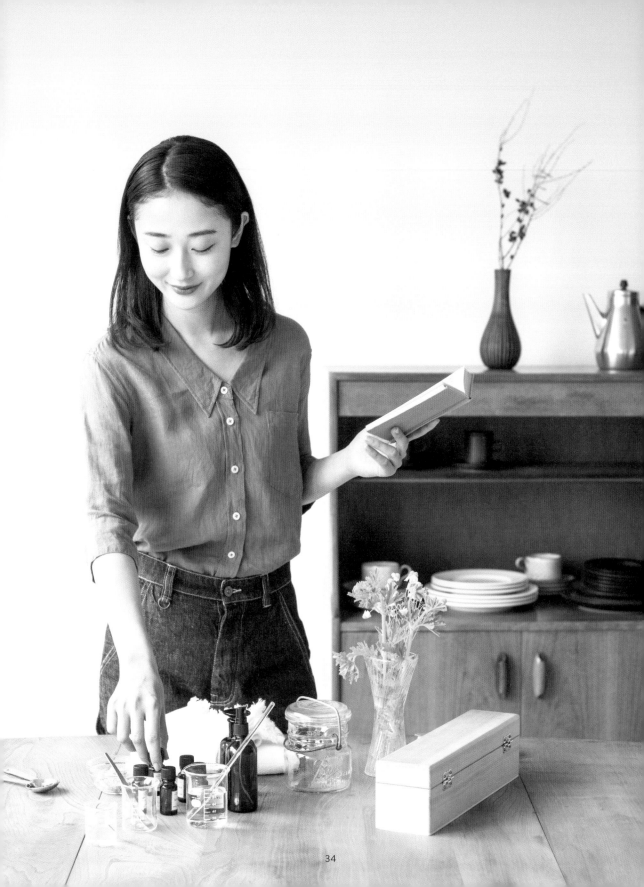

Enjoy aromatherapy

アロマテラピーを楽しむ

ここからは、アロマテラピーを日常に取り入れるための具体的な活用法を
ご紹介していきます。まずは基本的な注意点や希釈濃度をおさえておきましょう。

衛生管理をきちんと行う

トリートメントオイルやアロマコスメを作る際は、次のことに注意してください。

・使用器具・作業場所を清潔に保つ。
・手や指などを洗浄してから行う。
・清潔な環境で行う。

保存期間に注意

保存期間は下記を目安に、高温多湿を避けて冷暗所に保管し、早めに使い切りましょう。

・水が含まれるものはおよそ1～2週間。
・植物油などが中心のオイルやクリームなどは1カ月程度。

精油の希釈濃度について

アロマテラピーでは、肌に使う場合は精油を必ず希釈（薄めて使用）します。植物油などの素材の量に対して、精油の濃度が何％であるかを表すのが希釈濃度です。

AEAJでは、次のように希釈濃度の目安を定めています。
・**ボディに使用する際は1％以下**
・**フェイスに使用する際は0.1～0.5％以下**

ただ、これはあくまでガイドライン。肌タイプや感じ方、体調などは個人差があります。特にフェイスなどのデリケートな部分に使用する際は、ガイドラインよりもさらに低い濃度から始めることをおすすめします。精油や植物油の種類、体質や体調によっては肌に合わないことがあるので、希釈濃度には十分注意しましょう。

⚠ 肌に異常を感じた場合は使用を中止し、医療機関を受診してください。

精油の滴数の計算方法

たとえば植物油50mlに対して、希釈濃度1％のトリートメントオイルを作るには、精油は何滴必要か、計算してみましょう。その計算方法は以下のようになります。一般的に精油1滴は0.05mlとして計算します。

1. 素材の量50mlに対して、1％は何mlかを計算
50ml×0.01（1％）= 0.5ml

2. 1を滴数に換算する　0.5ml÷0.05ml（1滴）=10滴

50ml	×	0.01	÷	0.05ml	=	10滴
素材の量		濃度（1％）		1滴は0.05ml		必要な精油の滴数

[精油の濃度と滴数早見表]　1滴は0.05ml

素材の量 ＼ 濃度	0.5％	1.0％
10ml	1滴	2滴
20ml	2滴	4滴
30ml	3滴	6滴
50ml	5滴	10滴

※0.5％濃度にするための精油の滴数＝素材量（ml）×0.005（0.5％）÷0.05ml（1滴）

アロマテラピーに役立つ素材

さまざまな素材を知っておくと、アロマテラピーの楽しみが広がります。
肌質や用途に合わせて選べるよう、その種類や特性を把握しておきましょう。

3
Sweet almond oil

1
Argane oil

2
Olive oil

素材を使う理由と目的

　精油は植物から香り成分を取り出した、濃縮された
エッセンス。そのままでは刺激が強いため、さまざま
な素材に混ぜて利用します。
　精油は油となじみやすく、水に溶けにくい性質を持
っているので、アロマスプレーなどに利用する場合は、
精油を水となじみやすくするためにエタノールを使用
することも。このように、精油を安全に適切に楽しむ
ためには、素材の選び方もポイントになります。

素材の種類

　アロマテラピーで使用する素材には、トリートメン
トに用いる植物油、エタノールやグリセリンなどの水
性のもの、その他ミツロウやクレイなどさまざまな種
類があります。次ページから紹介する素材それぞれの
特徴を理解しながら、上手に活用しましょう。

植物油

精油とよくなじみ、肌に浸透しやすいことから、トリートメントオイルやクリームなどを作る際に
使われるのが植物油。キャリアオイル、ベースオイルとも呼ばれます。
植物油自体にもそれぞれ特徴や作用があるので、使用感や目的に合わせて選びましょう。

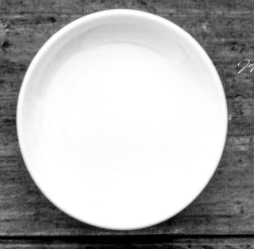

4
Jojoba oil

6
Macadamia nut oil

5
Jojoba oil

1. アルガン油

モロッコの南西部に生息するアルガンツリーの種子を低温圧搾して得ます。100kgの実からわずか1ℓほどしか採れないという希少なオイルで、人間の皮脂成分に近いビタミンEを多く含み、抗酸化作用が高いことで知られています。

2. オリーブ油

オレイン酸が70％以上含まれ、ビタミンA、Eなどが豊富です。皮膚への浸透性、保湿効果が高く、美容オイルとして、また医療の分野でも使われています。アロマテラピーショップや薬局で手に入れることができます。

3. スイートアーモンド油

肌なじみのよいオレイン酸が主成分。バラ科のスイートアーモンドの種子を圧搾して得ます。古くから化粧品にも用いられ、のびがよく、肌タイプを選ばず全身に使えるので、初心者にも使いやすいオイルです。

4. 5. ホホバ油

砂漠に生息するホホバの種子から得られ、保湿効果が高く、のびがよいのが特徴。植物ロウ（植物性ワックス）に分類され、精製されたもの（写真4）と未精製のもの（写真5）があります。低温で固まる性質がありますが、常温で戻ります。

6. マカデミアナッツ油

「若さを保つ脂肪酸」といわれるパルミトレイン酸を多く含みます。パルミトレイン酸は皮脂に含まれる成分のため、肌への浸透がよく、スキンケアにぴったり。酸化しにくいことでも知られています。

水性の素材

精油を水になじみやすくするためのエタノールや、
化粧水によく用いられるグリセリンなどがあります。

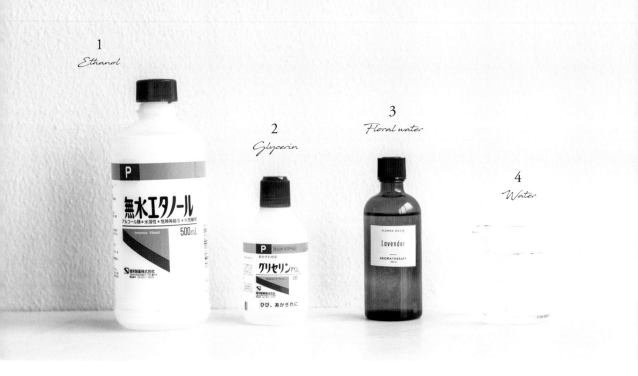

1
Ethanol

2
Glycerin

3
Floral water

4
Water

1.エタノール （エチルアルコール）	スプレーなどを作る際、あらかじめ精油とエタノールを混ぜてから水を入れると、精油と水がなじみやすくなります。アロマテラピーでは薬局で手軽に買える無水エタノール（水で薄めていないエタノールのこと）がよく使われます。
2.グリセリン	保湿成分として、化粧水からクリームにまで幅広く使われています。油脂のグリセリドからとれる無色透明のとろみのある液体で、アロマテラピーではローションなどの材料として用いられます。植物性のものもあり、アロマテラピーショップや薬局で購入することができます。
3.芳香蒸留水	水蒸気蒸留法（P19参照）によって精油を抽出する際、同時に得られます。わずかではありますが、水溶性の香り成分などが溶け出ていて、香り豊かです。ローズ、ラベンダー、カモミールなどの芳香蒸留水が市販されています。
4.水 （精製水・蒸留水・飲料水・ 水道水）	不純物を取り除いた精製水や蒸留水なども薬局で手に入りますが、水道水や飲料水を使用しても問題ありません。直射日光の当たらない冷暗所に保管し、使用期限内であっても、開封後は早めに使い切りましょう。

そのほかの素材

そのほか、精油を使ってクリームなどを手作りする際に必要な素材をまとめました。
これらを知っておくと、アロマテラピーの楽しさがよりいっそう広がります。

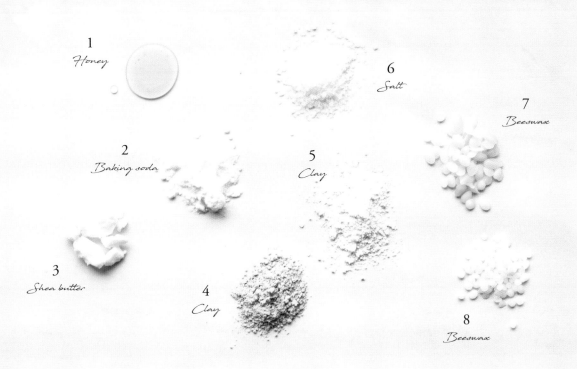

1 Honey
6 Salt
7 Beeswax
2 Baking soda
5 Clay
3 Shea butter
4 Clay
8 Beeswax

1.ハチミツ	ミツバチが花の蜜を集め、巣の中で貯蔵する過程で生成されたもの。保湿作用、抗炎症作用などがあるといわれています。アロマテラピーでは、パック、クリームなどの材料として用います。
2.重曹 （炭酸水素ナトリウム/ 重炭酸ナトリウム）	無臭・白色の粉末で、弱アルカリ性。医薬品、食用、工業用の3つのグレードがあり、アロマテラピーでは医薬品グレードのものを入浴剤として用います。肌をなめらかに整える作用があり、お湯の感触をやわらかくする効果もあります。掃除や消臭剤などにも使えます。
3.シアーバター	西アフリカから中央アフリカに生息する、アカテツ科のシアーバターノキの実から採れるバター状の油脂。現地では古くからやけど、筋肉痛の治療などに使用されてきました。皮膚に浸透しやすく、蒸発しにくいため保湿クリームなどに適しています。
4.5.クレイ	パックなどに用いられる粘土のこと。アロマテラピーではモンモリロナイト（写真4／モンモリオナイト・モンモリヨナイト）やカオリン（写真5）を指します。吸着、収れん作用があり、皮脂や汚れをオフし、毛穴の引き締めなどにも効果的。
6.天然塩	精製されていない天然塩はミネラルが豊富。発汗作用が期待でき、バスソルトとして使われます。
7.8.ミツロウ （ビーワックス）	ミツバチが巣を作るときに分泌する動物ロウ（動物性ワックス）で、抗菌作用・保湿作用があります。熱を加えるとやわらかく、冷めると徐々に固まる性質で、クリームなどに用いられます。色や香りを取り除いた精製タイプ（写真8）と未精製タイプ（写真7）があります。

用具について

アロマテラピーを楽しむために使用する用具類を紹介します。
家庭にある調理用具などで代用できるものもありますが、用途や必要に応じてそろえるとよいでしょう。

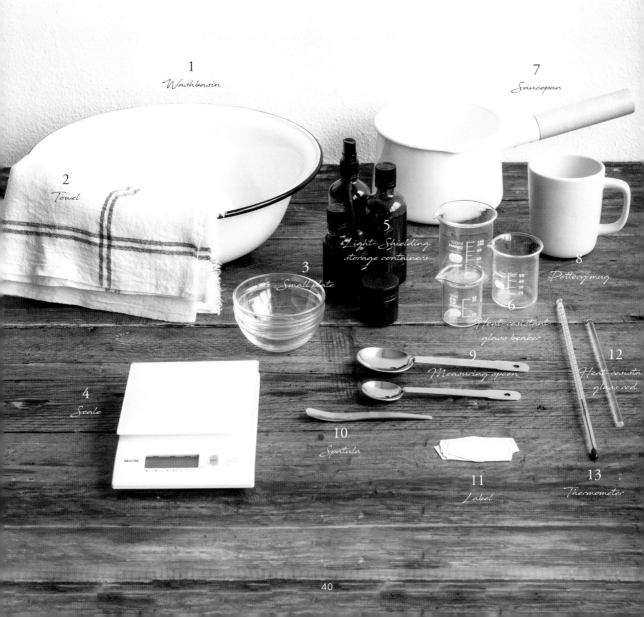

1 Washbasin

7 Saucepan

2 Towel

5 Light-Shielding storage containers

3 Small plate

8 Pottery mug

6 Heat-resistant glass beaker

4 Scale

9 Measuring spoon

12 Heat-resistant glass rod

10 Spatula

11 Label

13 Thermometer

Basic tools
作製や保存に便利な基本の用具類

1. 洗面器

手浴や足浴、フェイシャルスチームを行う際に使用します。プラスチック製のものは、精油によっては材質が変化することがあるため、ホーロー製のものがあると便利です。

2. タオル

沐浴法、湿布法、フェイシャルスチームなどで使用します。

3. 小皿

パックなどを作るときに利用できます。

4. はかり

計量に使用します。1g単位で量れるデジタルスケールが便利です。

5. 遮光性保管容器

手作りしたものは紫外線などの影響を受けやすいので、色のついた遮光性の容器に保存するのがおすすめ。

6. 耐熱ガラスビーカー

材料を計量したり、精油と素材を混ぜたりするときに使用する目盛り付きのビーカー。30㎖、50㎖などサイズ違いでそろえておくと便利です。

7. 鍋

ミツロウなどを湯せんにかけて溶かす際に使用します。

8. 陶器のマグカップ

お湯に精油を垂らして芳香浴や吸入法を楽しむときに使います。誤って飲まないよう、アロマテラピー専用のものを決めておくとよいでしょう。

9. 計量スプーン

材料の計量に便利です。

10. スパチュラ

材料を混ぜたり、ビーカーから保管容器に移し替えたりするときに使えます。パックやクリームなどを肌に塗るときにも活用できます。

11. ラベル

作製したもののアイテム名、材料、作製日をラベルに記入して貼っておきましょう。使用期間の目安にもなります。

12. 耐熱ガラス棒

精油や素材を混ぜるときに使用します。ミツロウなどを湯せんにかけることがあるので、用意しておくと重宝します。15〜20cmくらいのものが使い勝手がよいでしょう。

13. 温度計

温度計は、湯せんする際、お湯の温度を測るのに便利です。

用具の選び方とお手入れのコツ

　用具類は、湯せんなどに適した耐熱性のあるものを選びます。精油の中にはプラスチックを溶かしたり、材質を変化させたりするものがあるため、耐熱ガラスやステンレスのものを使用しましょう。

　また、使い終わった用具は中性洗剤でよく洗い、しっかり乾燥させてから保管します。ビーカー、ガラス棒、保管容器などは洗った後に煮沸消毒またはアルコール消毒します。ディフューザーなどは、取り扱い説明書に準じてお手入れしてください。

アロマテラピーの利用法

ここでは、普段の生活でアロマテラピーを利用する方法をご紹介します。
体調管理からビューティケアまで幅広く楽しめるので、毎日取り入れてみましょう。

1

芳香浴法
Essential Oil Diffusion

精油を拡散して、手軽に香りを楽しみながら
心身のバランスを整える方法です。
4つの楽しみ方をご紹介します。

コットンやハンカチを使って

　ティッシュやコットン、ハンカチなどに精油を垂らして香りを楽しみます。オフィスのデスクまわりに置いたり、枕元に置いたり、バッグの中に入れたりして、手軽に活用してみてください。

　　　精油の使用量の目安　1〜2滴

 attention

・精油によってはシミになるものがあります。布類を使う場合は、目立たない部分に付けて試してから行いましょう。

お湯に垂らして

　マグカップやボウル、洗面器などに半分ほど熱湯を張り、精油を入れます。蒸気とともに香りをすばやく広げることができます。

　　　精油の使用量の目安　1〜2滴

 attention

・誤飲しないように注意しましょう。
・子どもやペットがいる場合は、置き場所に配慮しましょう。
・やけどに注意しましょう。
・マグカップなどを別の用途で使用する場合は、よく洗ってから使いましょう。できれば芳香浴専用のものを用意するのがよいでしょう。

芳香拡散器を使って

　市販のアロマディフューザーを使うと、室内に香りを拡散させることができます。スチームとともに香りを広げるタイプなど、さまざまな種類があります。

　　　精油の使用量の目安　1〜5滴

△ **attention**

・平らな安定した場所に置きましょう。
・子どもやペットがいる場合は、置き場所に配慮しましょう。

芳香浴法の注意点

・同じ香りの中にいると香りを感じにくくなります。部屋の換気をしながら行いましょう。
・精油の量は、部屋の広さ、精油の種類による香りの強さなどを目安に、調節しましょう。
・香りの感じ方には個人差があります。人が集まる場所で行う際は、置き場所や香りの強さ、精油の種類などに配慮しましょう。

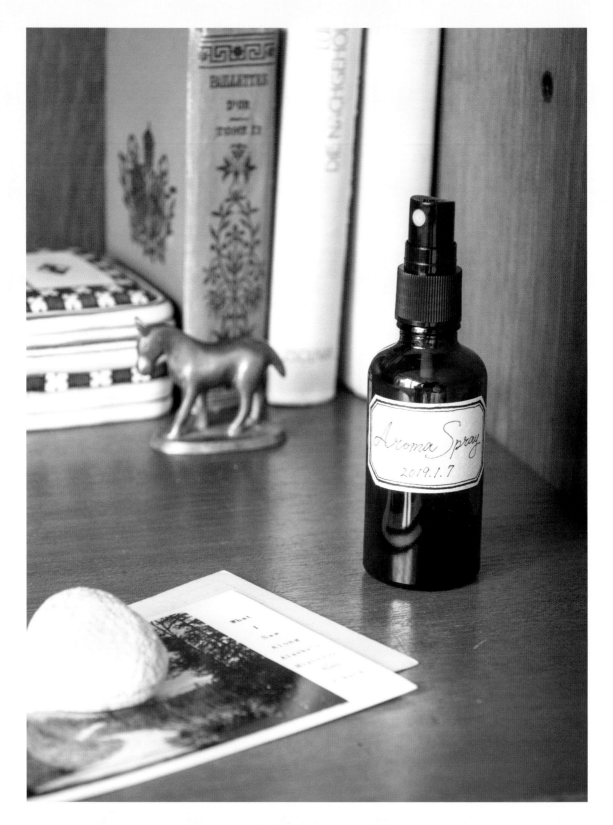

Aroma spray
アロマスプレー

アロマスプレーを作っておくと、いつでも気軽に香りを楽しめます。
玄関、寝室など、場所や用途に合わせたものを置いておくと便利です。

スプレーの作り方

■ 準備するもの（出来上がり量約50㎖）

・精油 … 合計3〜20滴程度
・無水エタノール … 5㎖
・水 … 45㎖
・用具 … 耐熱ガラスビーカー、耐熱ガラス棒、遮光性保管容器、ラベル

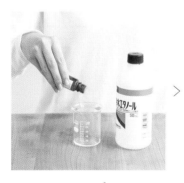

step 1

ビーカーに無水エタノールを入れ、精油を合計3〜20滴加える。

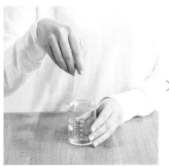

step 2

ガラス棒でよく混ぜ合わせる。

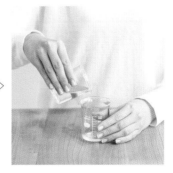

step 3

水を加え、よく混ぜ合わせたら、容器に移し、作製日などを記入したラベルを貼る。

⚠ **attention**

・精油の濃度を1%以上にするときは、肌につけないよう十分注意してください。
・精油と無水エタノールを混ぜてから水を加えます。
・容器をよく振ってから使用しましょう。

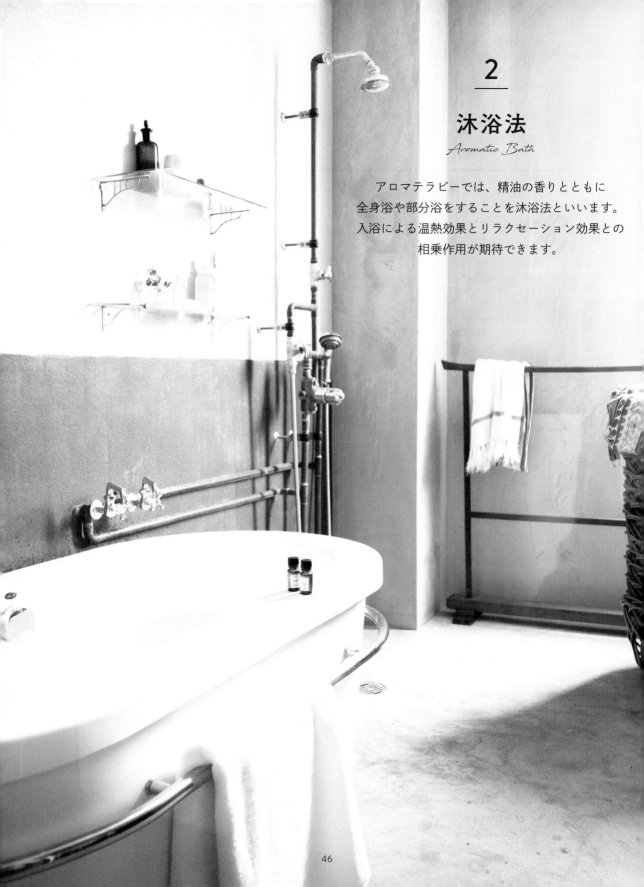

2

沐浴法
Aromatic Bath

アロマテラピーでは、精油の香りとともに
全身浴や部分浴をすることを沐浴法といいます。
入浴による温熱効果とリラクセーション効果との
相乗作用が期待できます。

全身浴法

■ 準備するもの

・精油 … 合計 1 〜 5 滴
　※一般的な家庭の浴槽（200ℓ）に対しての分量
・無水エタノール … 5㎖

　浴槽のお湯に、無水エタノールに混ぜた精油を加えてよくかき混ぜましょう。肩まで浸かるように入浴します。

※使い方はP48参照。

半身浴法

■ 準備するもの

・精油 … 1 〜 3 滴
　※一般的な家庭の浴槽（200ℓ）に対しての分量
・無水エタノール … 5㎖

　ぬるめのお湯に、無水エタノールに混ぜた精油を加えてよくかき混ぜます。みぞおちまで浸かる半身浴は、心臓や循環器への負担が少なく、長く浸かることができるので、ゆっくり全身を温めるのに効果的。肩が冷えるときはタオルなどをかけて保温しましょう。

手浴法

■ 準備するもの

・精油 … 合計 1 〜 3 滴
・無水エタノール … 5㎖
・用具…洗面器など（手首まで浸かる深さのもの）

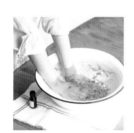

　洗面器に熱めのお湯を張り、無水エタノールに混ぜた精油を入れてかき混ぜたら、両手を開いて手首まで浸します。ポットに熱いお湯を用意しておき、ぬるくなったらお湯を足しながら温めましょう。好みのハーブを入れるのもおすすめ。

足浴法

■ 準備するもの

・精油 … 合計 1 〜 3 滴
・無水エタノール … 5㎖
・用具…洗面器など（足首まで浸かる深さのもの）

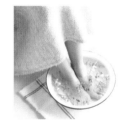

　洗面器に足首まで浸かるくらいのお湯を張り、無水エタノールに混ぜた精油を入れてかき混ぜます。いすに座った状態で足をお湯に浸して温めると、全身の血行を促す効果も。下半身をバスタオルなどで包んで足浴するとより温め効果がアップします。好みのハーブを入れるのもおすすめ。

⚠ **attention**

・お湯をつぎ足すときは、やけどに注意。いったん洗面器から手足を出し、湯温を調節してから再度行うようにしましょう。
・精油の香りや強さによって、滴数を調節しましょう。
・精油は水に溶けないため、お湯に入れるときは無水エタノールによく混ぜましょう。
・かんきつ系やスパイス系の精油は皮膚刺激を感じること

があります。使用する滴数を少なめにしましょう。
・皮膚に刺激を感じた場合はすぐに洗い流してください。
・長時間の沐浴は身体に負担がかかる場合があるため、体調に合わせて行いましょう。
・高齢者や既往歴のある方は、湯温42℃以上の全身浴は注意しましょう。身体に負担がかかる可能性があります。

Bath additive
アロマバス

好きな香りや、リラックスしたい、疲れを癒やしたいなどの目的に合わせた精油を選んで、
アロマバスを楽しんでみましょう。
天然塩、重曹、ハチミツの３つの素材を利用する方法をご紹介します。

楽しみ方

天然塩を使って

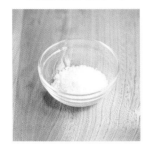

発汗や血行を促すため、冷えが気になるときにおすすめです。

■ **準備するもの**

・精油 … 合計１〜５滴
・無水エタノール … 約５㎖
・天然塩 … 大さじ２
・用具 … 計量スプーン、容器、
　耐熱ガラス棒

天然塩を容器に入れ、無水エタノールに混ぜた精油をスプレーなどで加え、ガラス棒などでよく混ぜ合わせます。

重曹を使って

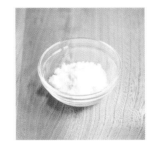

重曹は、肌への湯の感触をやわらかく感じさせる効果があります。

■ **準備するもの**

・精油 … 合計１〜５滴
・無水エタノール … 約５㎖
・重曹 … 大さじ２
・用具 … 計量スプーン、容器、
　耐熱ガラス棒

重曹を容器に入れ、無水エタノールに混ぜた精油をスプレーなどで加え、ガラス棒などでよく混ぜ合わせます。

ハチミツを使って

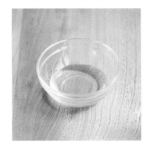

ハチミツは保湿効果が期待できます。

■ **準備するもの**

・精油 … 合計１〜５滴
・無水エタノール … 約５㎖
・ハチミツ … 大さじ２
・用具 … 計量スプーン、容器、
　スパチュラ

ハチミツを容器に入れ、無水エタノールに混ぜた精油を加えてスパチュラなどでよく混ぜ合わせます。

---

 attention

・全体をよくかき混ぜてから入浴しましょう。
・無水エタノールは揮発しやすいため、時間が経つと精油成分だけが残り、肌に刺激を与える可能性があります。作ったものは、すぐに使い切りましょう。
・浴槽の変質などの原因になることがあるため、浴槽によっては使用できない場合があります。
・入浴後のお湯は必ず捨て、洗濯などに再利用しないでください。

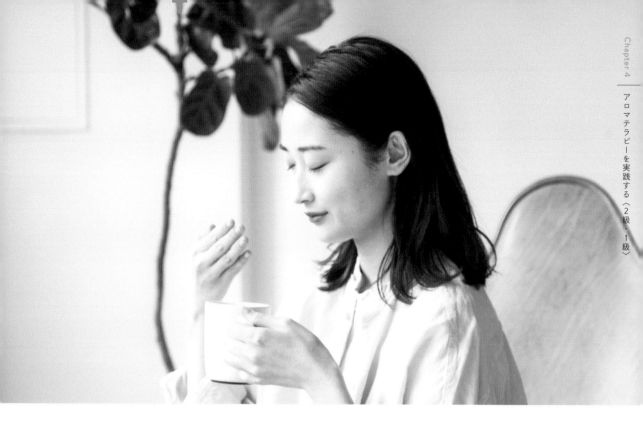

3

吸入法

Inhalation

精油の香りを鼻や口から吸い込むことで、
呼吸器系の不調をやわらげる方法です。
ここでは、蒸気を用いて
吸入する方法をご紹介します。

立ち上る蒸気とともに香りを吸い込む

■ **準備するもの**

・精油 … 1〜3滴
・用具 … マグカップ、ボウル、洗面器など

容器に半分ほど熱湯を張り、精油を入れます。
目を閉じて、蒸気と一緒に立ち上ってくる香りを、深呼吸するように鼻や口からゆっくり吸い込みましょう。

⚠ **attention**

・精油の種類によっては、粘膜に刺激を与えるものがあります。目を閉じ、むせないようにしながら注意して行いましょう。
・精油の香りや強さによって、滴数を調節しましょう。
・咳やぜんそくの症状があるときは、蒸気が刺激となり、咳を誘発する可能性があるので、行わないでください。
・やけどや長時間の使用に注意してください。
・使用した容器を別の用途で使用する場合は、よく洗ってから使用します。

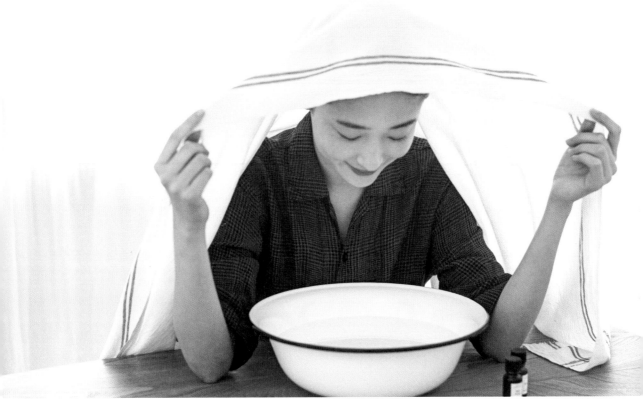

4

フェイシャルスチーム

Facial steam

精油成分を含んだ蒸気を顔にあてることで、
肌に潤いを与え、
血流を促す効果が期待できます。

温かいスチームと精油成分が
肌を整える

■ 準備するもの

・精油 … 1〜3滴
・用具 … 洗面器、タオル

熱めのお湯を入れた洗面器をテーブルなどに置き、精油を入れてよく混ぜます。蒸気が逃げないように頭から大きめのタオルをかぶり、顔全体に蒸気があたるように位置を調整。目を閉じながら、ゆっくり呼吸しましょう。香りを鼻や口から吸い込むので、吸入も同時に行うことができます。

⚠ **attention**

・精油の種類によっては、粘膜に刺激を与えるものがあります。目を閉じ、むせないように注意して行いましょう。
・精油の香りや強さによって、滴数を調節しましょう。
・咳やぜんそくの症状があるときは、蒸気が刺激となり、咳を誘発する可能性があるので、行わないでください。
・やけどや長時間の使用に注意してください。
・熱く感じるときは、タオルを開閉して、温度や蒸気の量を調整してください。

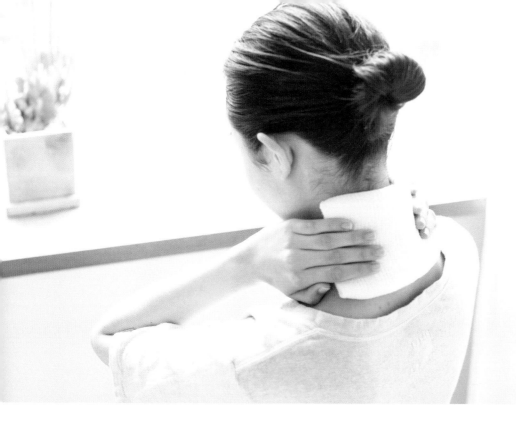

5

湿布法

Compresses

温めたり、冷やしたりしたタオルなどを、
身体の一部にあてる方法です。
コリをやわらげたり、
炎症を抑えたりしたいときなどに効果的です。

> ⚠ **attention**
>
> ・精油の種類によっては、刺激を強く感じる場合
> 　があります。湿布をあてる場所や時間を調整し
> 　ましょう。
> ・精油の色がタオルに付着する場合があるので注
> 　意しましょう。
> ・やけどをしないように注意しましょう。

目的によって温・冷を使い分けて

■ 準備するもの

・精油 … 1〜3滴
・用具 … タオル、手ぬぐいなど、洗面器

一般的に温湿布は、肩こり、頭痛、月経痛などに、また
冷湿布は炎症や腫れを抑えるのに効果的とされていま
す。精油を加えて活用してみましょう。
洗面器に半分くらいの熱めのお湯（または水）を張
り、精油を加えます。タオルを浸し、精油がついた面を
内側にたたんで水気をしっかり絞ります。精油が肌に直
接つかないように気をつけながら、ケアしたい部位にあ
てます。
電子レンジなどでホットタオルを作り、内側にアロマス
プレーを吹きかける方法も手軽でおすすめです。

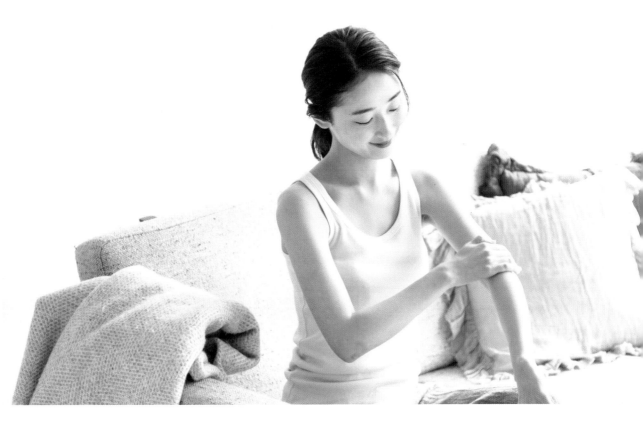

6

トリートメント法

Treatment

トリートメントオイルでケアする方法です。
精油を使い分けることで、
保湿、引き締めなどの効果が期待できます。

トリートメントオイルの作り方

■ **準備するもの（出来上がり量約30ml）**

・精油
　… ボディ用合計 1 〜 6 滴／フェイス用合計 1 〜 3 滴
・植物油 … 30ml
・用具 … 耐熱ガラスビーカー、耐熱ガラス棒、
　遮光性保管容器、ラベル

精油は直接肌につけることができないため、必ず植物油で希釈して使用します。希釈濃度（精油の滴数）はP35を、植物油はP36〜37を参考にしましょう。

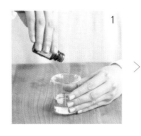 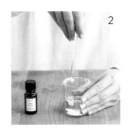

1. ビーカーに植物油を入れ、精油を加える。精油の量は香りの好みや強さによって加減する。
2. ガラス棒でよく混ぜ合わせ、保管容器に移す。作製日などを記入したラベルを貼る。

セルフトリートメントの方法

トリートメントオイルを使ったボディケアの方法をご紹介します。
トリートメントオイルは手のひらで温めてから肌にのばし、
滑りにくくなったら途中で足すなど、量を加減しながら行いましょう。

ハンドトリートメント

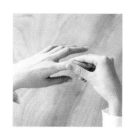

step 1

親指と人差し指で、もう片方の手の指をはさみ、らせんを描くように、指のつけ根から指先に向けてすりあげる。

＞

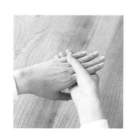

step 2

指1本ずつ行ったら、手指全体をストレッチ。反対側の手も同じように行って。

フットトリートメント

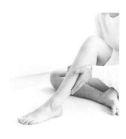

step 1

足首からひざまで両手で2、3回さする。次に足首〜ふくらはぎ〜ひざ裏を流すように下から上に2、3回さする。

＞

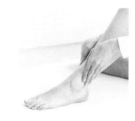

step 2

くるぶしまわりは丁寧に。くるくると円を描くようにして2、3回さする。

アロマトリートメントのメリット

　アロマトリートメントは、精油の香りとトリートメントによる相乗効果が期待できます。また、ストレスによる緊張をやわらげ、自律神経のバランスを整えるほか、肌をやさしくさすることで、血液やリンパ液の流れをよくし、余分な水分や老廃物を排出。植物油を併用することで美容にも役立ちます。

　自宅でセルフケアを行うほか、アロマセラピストのいるサロンなどを上手に利用して、体調管理やスキンケアに取り入れましょう。

精油をたくさん使っても
効果は高まらない!?

芳香浴を行うときやアロマコスメを作るとき、より高い効果を得ようと精油をたくさん使っていませんか？

精油は植物がもつさまざまな天然化学成分で構成されており、中には刺激が強いものも。たくさん使えばよいというわけではないのです。

ラベンダー精油の濃度の違いによる影響を確認した実験では、0％（精油不使用）・0.1％・10％濃度の場合に比べて、1％濃度で香らせた場合に最も集中力が高まることが示唆されました。
薄すぎず濃すぎず適切な濃度で精油を使うと、アロマテラピーの効果をより得やすくなることがわかりますね。

また、1％・3％・5％濃度における精油10種の皮膚刺激を調べた実験では、3％以上の濃度になると、濃くなるにつれて肌状態の悪化が認められる例が増加するという結果に。
精油を肌に使う際は、肌状態に合わせて低濃度から試すことが大切ですね。

精油の特性を理解し、使用量を守って安全にアロマテラピーを楽しみましょう。

小長井ちづる,古賀良彦 (2008) ラベンダー精油が脳機能に与える影響の濃度による差異の検討. アロマテラピー学雑誌 8(1):9-14.
野田信三,他 (2015) 精油10種の皮膚刺激と濃度に関する研究.アロマテラピー学雑誌 15(1):115-121.

Chapter

5

MECHANISM

1級

アロマテラピーのメカニズム

アロマテラピーの心身へのさまざまな効果を解明するのが、この章です。
精油がどのようなしくみで伝わり、作用するのか。
これらを理解することで精油を正しく使いこなせるようになります。

精油が心身に伝わるしくみ

この章では、精油の香りがどのように伝わり、心や身体に作用するのか、
そのメカニズムを掘り下げていきます。嗅覚器から脳へ伝わる経路と、
皮膚に浸透して伝わる経路について理解しましょう。

Mechanism 1　嗅覚器から脳へ伝わる経路

香りは「脳」で感じている

　私たちは日々、たくさんのにおいを鼻で嗅ぎ分けていますが、それが「何のにおいなのか」は脳で判断しています。

　音や光とは違い、においは小さいながらも形をもった化学物質の集まり。水素、炭素、窒素、酸素などの元素がつながった低分子化合物で、その数は数十万種類とも考えられています。

　植物や食べ物のにおいを嗅いだとき、「バラの花の香り」「コーヒーの香り」「カレーの香り」など、ひとつのにおいとして認識しますが、実際は何種類、何百種類ものにおい物質が混ざり合ってできているのです。

　精油の香りも同じ。たとえばラベンダーには、リナロール、酢酸リナリルなど多くの成分が含まれていますが、それらの成分が複雑に組み合わさり、ラベンダー特有の香りを作り出しています。

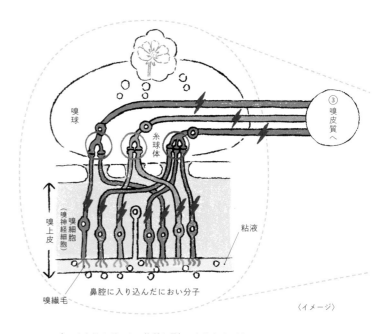

鼻に入り込んだにおい物質を最初にとらえるのは、嗅上皮にある嗅細胞の先端で粘液中をゆらゆらとただよっている嗅繊毛（嗅毛）。におい物質の情報は嗅細胞（嗅神経細胞）で電気信号に変換され、嗅球の糸球体に伝わって情報がまとめられたのち、神経シナプスを介して脳の奥に送られる。

56

においの分子の情報は電気信号に変換され、脳の各部に送られる

鼻から嗅いだにおい物質は、鼻腔の奥の嗅上皮に届きます。嗅上皮には先端に嗅繊毛（嗅毛）をもつ嗅細胞があり、この嗅繊毛がにおい物質を最初にキャッチするのです。嗅繊毛には約400種類の嗅覚受容体が存在し、入ってきたにおいの分子はぴったり合う受容体に結合します。すると、においの情報が電気信号に変換されて脳の嗅球に伝わり、情報整理が行われたのち、嗅皮質へ送られます。

下の「においの伝達経路」に注目してみましょう。嗅皮質から脳の各部へ伝わるルートは、主に3つあります。1つは扁桃体へ、そして視床下部に伝わるルート。扁桃体では、好き嫌いなどの「感情」が呼び起こされ、次につながる視床下部では、自律神経系、内分泌系（ホルモン）、免疫系にも作用します。2つ目は、嗅皮質から前頭葉に伝わるルートで「バラ」＝「華やか」といった香りのイメージが作られ、味覚などほかの感覚からの情報を統合。3つ目の海馬につながるルートでは、「記憶」の情報が引き出されます。これらの情報が結びついて、においを認識するのです。

同じにおいを嗅いでも人によって感じ方が違うのは、嗅覚受容体遺伝子に個人差があるため、また好き嫌いや経験がそれぞれで異なるためです。さらに、体調や生理状態も影響するので、同じ人が同じにおいを嗅いでも、感じ方が変わることがあります。

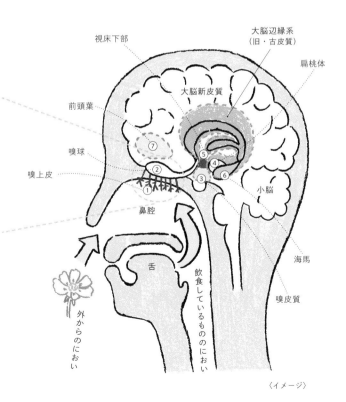

においの伝達経路

〈イメージ〉

においを感知

においによる生理効果
（自律神経系・内分泌系・免疫系）

57

五感の中でも嗅覚の情報は
いち早く大脳辺縁系に届く

においを嗅いで「いい香り」「これはちょっと苦手かも」と直感的に感じたり、「昔、おばあちゃんの家にあった花の香りだ」など、子どものころの記憶がふと蘇ったりするのは、においの情報が脳に伝わるスピードも関係しています。

喜怒哀楽の感情や欲求などの情動を司る扁桃体と、記憶を司る海馬は、脳の大脳辺縁系という領域にあり、大脳辺縁系は情動脳とも呼ばれます。嗅覚器官から大脳辺縁系までの距離は短く、仲介する神経の数も少ないため、嗅覚からの情報が大脳辺縁系へスピーディに伝達。より多くの神経を経由して大脳辺縁系に到達する視覚や聴覚などの信号よりも、においの信号はいち早く伝わります。つまり、目で見たり、音を聴いたりするよりも、においを嗅ぐほうがより速く感情や記憶に働くのです。

自律神経系や内分泌系、
免疫系の働きにも作用

香りの情報は、大脳辺縁系の一部である視床下部にも伝わります。ここは、体内の環境を一定に保ち続けようとする「ホメオスタシス」の働きに大きく関わっています。たとえば、食事をして血中の血糖値が上がると、インスリンというホルモンが分泌され、血糖値を下げてバランスを保とうとします。また、暑いときに汗をかいて体温調節するのも、ホメオスタシスの働きのひとつです。

ホメオスタシスの維持に関わる自律神経系や内分泌系、免疫系などのバランス調整を行う「視床下部」に作用するにおいの情報は、とても重要。

香りを感じる機会を増やし、自分にとって心地いい香りの体験を楽しい記憶とともに積み重ねていくことが、心身のバランスを整えることにつながります。

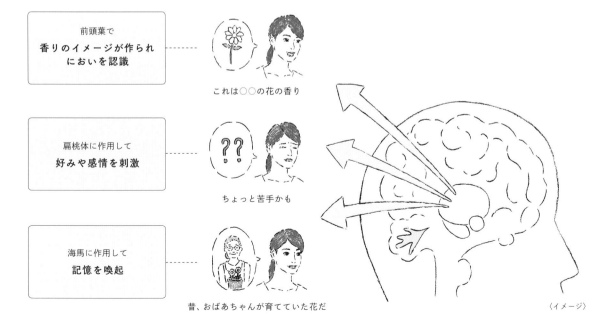

前頭葉で
**香りのイメージが作られ
においを認識**

これは○○の花の香り

扁桃体に作用して
好みや感情を刺激

ちょっと苦手かも

海馬に作用して
記憶を喚起

昔、おばあちゃんが育てていた花だ

〈イメージ〉

においの不思議

1

赤ちゃんはうんちを
臭く感じない!?

においの好き嫌いは、情報や経験の積み重ね、体調などに左右されるもの。その証拠に赤ちゃんは、うんちのにおいを臭いと感じていません。物心がつくくらいになると、周囲から「うんちは汚いもの」「臭いもの」という情報が入ってきて、「臭い」と認識するようになります。

2

胎児はお腹の中で母親の
食べたもののにおいを感じている！

赤ちゃんは、妊娠中に母親が好んで食べた食べ物のにおいを好むという調査結果があります。妊娠の早い時期から胎児の鼻は形成され、妊娠7カ月ごろには脳も発達。お腹の中でも、においを嗅ぎ分けることができると考えられます。

3

嫌なにおいは
記憶に残りやすい？

においと記憶は密接に関係。特に自分が嫌だと思うにおいは、心地よく感じた香りよりも記憶に残りやすいといいます。これは危険を避けようとする人間の防衛本能。嫌な記憶と結びついたにおいはストレスになりますが、よい体験と結びつくと上書きされ、よい香りと感じるようになることも。

4

イルカは嗅覚が
退化している！

におい物質を認識する「嗅覚受容体」は、生物によってその数が異なります。ヒトの嗅覚受容体は約400種類。鼻が利くといわれる犬は約800種類ですが、アフリカゾウは約2,000種類もあり、繊細なにおいを嗅ぎ分けることができます。しかし、同じ哺乳類でもイルカやクジラでは、嗅覚受容体は少数になり、嗅覚も一部が失われています。進化の過程で嗅覚を使わなくなったため、と考えられています。

皮膚に浸透して伝わる経路

精油の肌への作用

　分子が小さく、皮膚になじみやすい親油性の精油は、植物油で希釈して肌に塗ると浸透しやすい性質をもっています。精油には肌表面の制菌・抗炎症作用をもつものや、線維芽細胞に対するコラーゲン・ヒアルロン酸産生促進作用や、ニキビの炎症抑制作用が報告されているものもあり、その美肌効果の研究が進んでいます。

COLUMN

肌と精油に関する研究紹介

ローマンカモミール精油が
コラーゲンの産生を促進

ローマンカモミール精油の肌への美容効果を調べた実験で、コラーゲンの産生が促されることが確認されました。
熊谷千津,他 (2014) カモミール・ローマンのコラーゲン合成促進作用. アロマテラピー学雑誌 14(1):27-36.

ティートリー精油の抗炎症作用

ニキビにティートリー精油を使用した実験で、総ニキビ数が使用前より減少したことが確認されました。
Enshaieh S, et al.(2007) The efficacy of 5% topical tea tree oil gel in mild to moderate acne vulgaris: A randomized, double-blind place-bo-controlled study. *Indian J Dermatol Venereol Leprol* 73(1):22-25.

水虫予防にはティートリー精油

抗菌作用をテストした実験によれば、水虫の原因となる白癬菌に対する制菌効果は、ティートリー精油などが優れていることが明らかになりました。
川上裕司,他 (2012) 20種の精油の微生物に対する制菌効果. アロマテラピー学雑誌 12(1):66-78.

皮膚のしくみ

表皮のバリア機能が肌の潤いを保つ

　肌（皮膚）は大きく分けて、外側から表皮・真皮・皮下組織の3層で構成されています。
　表皮のいちばん外側にある角質層は、異物の侵入や外的ダメージから肌を守り、水分の蒸散を防ぐ「バリア機能」をもっています。角質細胞内には、天然保湿因子（NMF）や角質細胞間の隙間を埋める細胞間脂質があり、水分が蒸発するのを防いでいます。また、自らの汗や皮脂が混ざり合ってできた皮脂膜も、肌の潤いを保ち、外部刺激から肌を守っているのです。ところが、肌表面をラップのように守っているバリア機能が低下すると、刺激に敏感になったり、異物やウイルスなどが侵入しやすくなったりします。また、皮脂が過剰に分泌されるなどしてバランスが乱れると、ニキビの原因になります。

若々しい肌を作り出す真皮

　ハリや弾力のもととなるコラーゲン、エラスチン、ヒアルロン酸を作り出すのが、真皮にある線維芽細胞。加齢や紫外線などのダメージにより、線維芽細胞が衰えると、コラーゲンやエラスチンが変性して弾性を失います。その結果、真皮が波を打ったように緩み、シワやたるみの原因に。真皮で活発に働く線維芽細胞が、若々しい肌を保つためのカギを握っています。

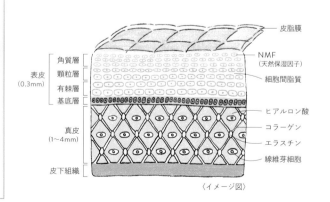

〈イメージ図〉

Chapter

6

BEAUTY & HEALTH CARE

1級

アロマテラピーとビューティ＆ヘルスケア

この章では、美容と健康にアロマテラピーを活用する方法を学びます。
睡眠やストレス、女性ホルモンといった健康面はもちろん、
スキンローションやクリームの作り方も学びましょう。

睡眠

健康のために欠かせない睡眠。アロマを活用して、
良質な睡眠を得るための知識を学びましょう。

Point
1
自律神経がカギ

　身体や脳の疲労を回復する、重要な役割を担う睡眠。そのカギを握るのが「自律神経」です。
　自律神経には、交感神経と副交感神経があり、脳や身体が活発に活動しているときは交感神経が、リラックスしているときは副交感神経が優位になります。1日の中で両方のバランスが取れているのが理想ですが、ストレスなどで交感神経の活動が過剰な状態が続くとバランスが乱れ、睡眠の質が落ちることに。精油を活用し、リラックスする時間をもちましょう。

Point
2
入浴を習慣に

　入浴は身体の汚れを落とすだけでなく、心身の疲れや緊張を解きほぐし、よりよい睡眠に導いてくれる大切な習慣。入浴で身体の深部の温度（深部体温）が上がり、そこからだんだんと下がってくる過程で眠りに入りやすくなります。
　38〜40℃くらいのお湯に20分くらい浸かったり、手浴・足浴をしたりすることも深部体温を上げることに役立ちます。リラックス効果を高めるため、お湯に精油を入れるのがおすすめ。心地よい香りが副交感神経に働きかけ、良質な睡眠へと導きます。ただし、40℃を超える熱いお湯に入り、その後、深部体温が下がらないうちにすぐに就寝することは避けてください。体温が上昇したままになり、寝つきが悪くなります。

Point
3
室内環境を整える

　良質な睡眠のためには、眠りをさまたげるものを排除し、よりスムーズに眠りにつけるよう室内環境を整えることも大切です。
　室内温度の目安は、夏は25〜28℃、冬は18〜23℃で、湿度は50〜60％にキープ。そして、強い光が直接目に入らないように、間接照明やアロマランプなど、ほのかな明かりにすることもポイントです。また、香りを利用して、心地よい空間を演出するのもひとつの方法。精油を寝室にほんのり香らせて、自然と眠くなるような雰囲気づくりを目指しましょう。

RECIPE

リードディフューザーとアロマバスでぐっすり

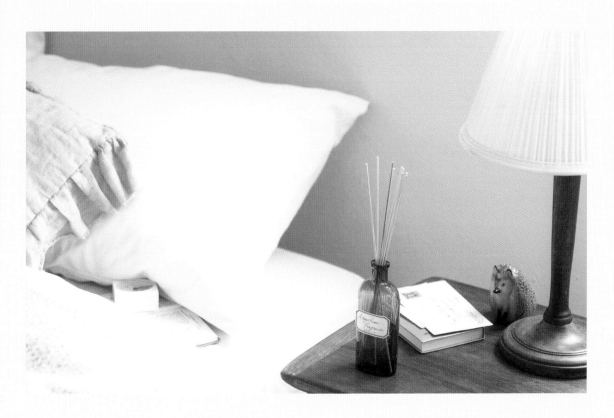

リードディフューザー

眠りにつくときも、目覚めにもおすすめのスイートオレンジをベースに、幸せな気持ちになる温かみのあるブレンドを。ほのかに香って睡眠をサポートします。

■ 精油の例（割合）
スイートオレンジ … 3
ゼラニウム … 2

■ 作り方
1. ビーカーに無水エタノール（20
　㎖）を入れ、精油50滴を加える。
　よく混ぜ合わせた後、ガラス容
　器に移す。
2. 竹串や竹ひごを適当な長さにカ
　ットし、ガラス容器に差し込む。

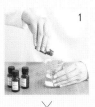
1

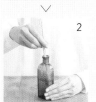
2

アロマバス

入浴中は、一日の疲れを癒やすような落ち着く香りを。その日の気分で選ぶのもよいでしょう。

■ 精油の例（割合）
ラベンダー … 3
サンダルウッド … 2
※使い方はP47参照。

ストレス

健康的な生活を送るうえで、メンタル面が安定していることは、とても重要なこと。
ここでは、ストレスとどう付き合っていくかを学びましょう。

Point

1

ホメオスタシス
の維持

　人間の身体は、外部の環境などさまざまな変化に対して、体内環境を一定の範囲内で維持しようとするしくみを備えています。これを「ホメオスタシス」（恒常性）といいます。健康な状態では、自律神経系、内分泌系、免疫系がうまく関わり合いながらホメオスタシスを維持していますが、過剰なストレスがかかると維持が困難になり、身体のさまざまな機能のバランスに悪影響を与えてしまうことに。

　ホメオスタシスの維持に大切なのが、栄養・運動・休息。

　また、嗅覚を通じて脳の視床下部に働きかけ（P56〜57参照）、心や身体のバランスを整えてくれるアロマテラピーも有用です。

Point

2

気分転換で
ストレス
コントロール

　不安や怒りなど、負の感情に支配されてしまったとき、それをそのままにしておくと、ストレスがたまりがち。気晴らしの方法を自分なりに見つけておきましょう。

　ひとつの方法として、香りの活用があります。香りは脳にダイレクトに作用し、すばやく気分転換を促してくれます。緊張を強いられることが少なくない外出先でも、心地よいと感じる香りを嗅ぐことで心を落ち着けることができるのです。

　落ち込んだり、不安に思ったり、無気力になったりしたときには、香りのチカラを借りてストレスをコントロールする生活を心がけましょう。

RECIPE

アロマロールオンとアロマスプレーで
どこでも気持ちをリフレッシュ

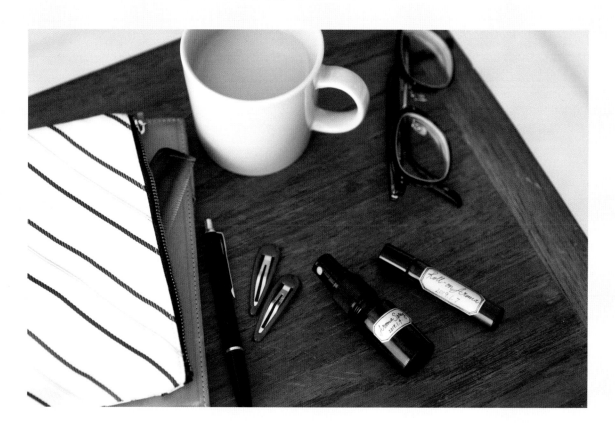

アロマロールオン

手首や首すじなど、いつでもどこでも手軽に香りをつけることができます。オイルベースなので細かな部分の保湿にも。リラックスできる香りでホッと一息ついてみて。

■ 精油の例（割合）
ジュニパーベリー … 2
フランキンセンス … 2
ベチバー … 1
※作り方はトリートメントオイル（P52）と同じ。

アロマスプレー

気分転換にはさわやかな香りでリフレッシュするのがおすすめ。元気を出したいとき、やる気をアップさせたいとき、香りとともに深呼吸をしてみて。

■ 精油の例（割合）
ラベンダー … 3
メリッサ … 1
レモングラス … 1
※作り方はP45参照。

女性ホルモン

女性特有のさまざまな悩みに関係する女性ホルモン。
日常生活を健康的に心地よく過ごすため、そのしくみや精油の役立て方を学びましょう。

Point

1

バランスの乱れが
トラブルの元

　女性のライフステージでは、初潮から閉経に至るまで女性ホルモンの分泌量が変化。女性ホルモンには、エストロゲン（卵胞ホルモン）とプロゲステロン（黄体ホルモン）があります。エストロゲンは骨を丈夫に保つ、血中コレステロールの増加を抑制する、皮膚や粘膜の乾燥を予防するなどの働きがあり、プロゲステロンは妊娠するために欠かせないホルモンです。

　これらがバランスを取ることで女性らしい容姿と心身の健康を維持していますが、特にエストロゲンの分泌量の変化に注目を。10歳ごろから増えて20〜30代でピークとなり、40代後半以降、閉経の前後で、エストロゲンの分泌は低下。これにより、更年期障害が引き起こされます。

　また現代女性は、ダイエットによる栄養失調や、出産数減少に伴う月経回数の増加、睡眠不足などの影響により、女性ホルモンのバランスが乱れがち。年齢に関係なく、女性特有の不調やトラブルに悩む人が増えています。

Point

2

精油と
女性ホルモン

　ホルモンバランスを整えるための、アロマテラピーの活用について探ってみましょう。精油の香りは脳の視床下部に作用し、内分泌系に影響を与え、ホルモンバランスを整えることに役立ちます。（P56〜57参照）

　近年では、女性ホルモンの乱れによるさまざまな不調やトラブルに対して、アロマテラピーを役立てていくという研究も進んでいます。たとえば、月経痛に対する下腹部へのトリートメントに、精油を用いた場合と用いない場合で比較すると、精油を用いたほうが症状の改善がみられたとの報告もあります。

　また、感情を司る大脳辺縁系に香りの信号が届くことで、女性ホルモンの乱れによるイライラや不安感などを抑えてくれる可能性も。婦人科などでアロマテラピーを補完的に用いるところもあり、今後の活用が期待されます。

S.E.Apay et al.(2012) Effect of Aromatherapy Massage on Dysmenorrthea in Turkish Students. *Pain Management Nursing* 13(4):236-240.

RECIPE

アロマボディオイルとアロマバームで
心地よく過ごそう

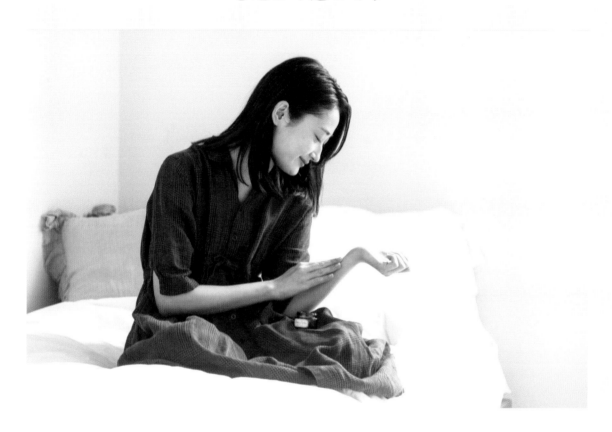

アロマボディオイル

花から採れる精油を中心にブレンドするのが
おすすめ。月経痛がつらいときは、やさしく
下腹部をトリートメントして、こわばった心
と身体をやわらげてあげましょう。

■ 精油の例（割合）

ゼラニウム … 2

ラベンダー … 1

※作り方はトリートメントオイル（P52）参照。

アロマバーム

イライラしたり、不安になったりしたときは、
アロマバームをそっと塗布してみて。心を明
るくしてくれる優しい香りに包まれましょう。

■ 精油の例（割合）

ローズオットー … 2

クラリセージ … 1

※作り方はクリーム（P70）参照。

※顔に使う場合は精油の濃度を0.5％以下にしてください。

スキンケア

美容にもアロマテラピーを取り入れたいもの。ローションやクリームなど、
手作り化粧品を作製してみるのもおすすめです。具体的なレシピを参考にぜひ試してみて。

古くから肌のために活用されてきた
精油のチカラ

精油は、古くからさまざまな種類のものがスキンケアに活かされてきました。たとえば、ジャーマンカモミール精油は肌荒れに、フランキンセンス精油はエイジングケアに、古くからよく用いられてきたといわれています。

特に、中世ヨーロッパでは修道院内の薬草園にて研究が行われ、多くの薬草療法が生まれました。この流れをくんだ現代の自然派化粧品も、イタリアなどの修道院を起源とするものが多くあ

ります。ネロリやローズなどの芳香蒸留水は、今でもそのままローションなどとしてスキンケアに用いられています。

また最近では、ローズの香りを嗅ぐことで肌のバリア機能の低下を防ぎ、肌の潤いがアップするという報告もあります。

自然派化粧品に精油が配合されていることも多く、コスメ・美容業界でも精油のチカラが注目されています。

Episode

ローズマリー水で
王子からプロポーズ!?

14世紀ごろ、ハンガリーの王妃に献上されたローズマリー水「ハンガリアン・ウォーター」。若返りの効果があるとされ、なんと女王は70代にしてポーランドの王子にプロポーズされたのだとか。その後、「若返りの水」として評判になりました。
（イメージレシピはP86参照）

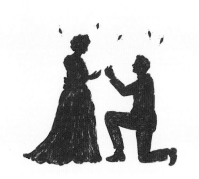

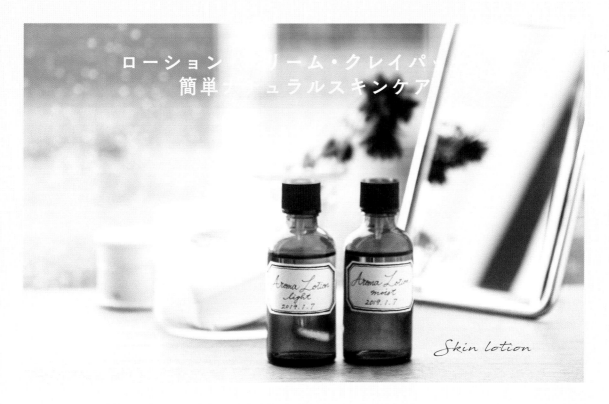

ローション・クリーム・クレイパック
簡単ナチュラルスキンケア

Skin Lotion

SKINCARE RECIPE **1**

スキンローションで肌に潤いを与えて

スキンローション ┃ 好きな香りや肌に合った精油で、オリジナルのスキンローションを作りましょう。

■ レシピの例［しっとりタイプ］

ネロリ…3滴

ローマンカモミール…2滴

芳香蒸留水…40㎖

無水エタノール…5㎖

グリセリン…5㎖

■ レシピの例［さっぱりタイプ］

ローズマリー…3滴

サイプレス…2滴

水または芳香蒸留水…45㎖

無水エタノール…5㎖

※出来上がり量はいずれも約50㎖

■ 作り方

1. ビーカーに無水エタノールを入れ、精油を加える。

2. ガラス棒でよく混ぜ合わせる。

3. 2に芳香蒸留水とグリセリンを加え、再びよく混ぜ合わせる。※さっぱりタイプは、グリセリンは加えない。

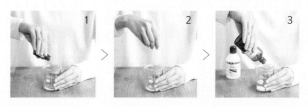

※精油を無水エタノールに混ぜてから、その他の材料を加えます。
※使用時には必ず容器をよく振りましょう。

クリームで肌をやわらかくし、潤いを保つ

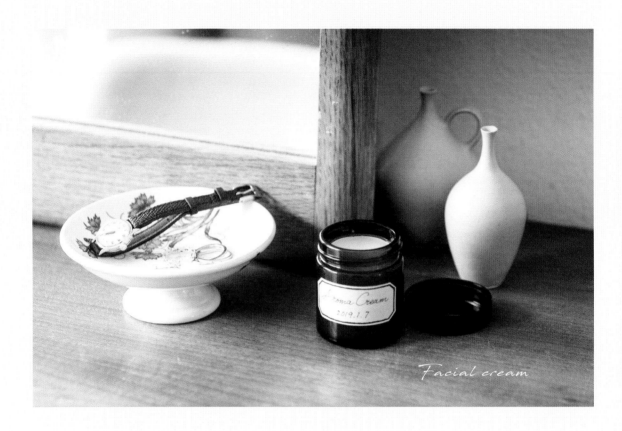

Facial cream

| **クリーム** | ミツロウと植物油の比率を変えることで、硬めのクリーム（ハードタイプ）と、やわらかめのクリーム（ソフトタイプ）が作れます。ハードタイプはネイルケアにも、ソフトタイプはハンドケアやボディケアにも活用できます。 |

■ レシピの例

フランキンセンス … 1滴

ラベンダー … 1滴

ローズ … 1滴

植物油／ハードタイプ … 25㎖

　　　／ソフトタイプ … 28㎖

ミツロウ／ハードタイプ … 5g

　　　／ソフトタイプ … 2g

※出来上がり量はいずれも約30g

※湯せん後に鍋からビーカーを取り出す際、ビーカーの中に鍋の湯や水滴などが入らないよう注意しましょう。

※湯せんの際はやけどに注意しましょう。

※ミツロウが付着した用具は、固まらないうちにティッシュペーパーなどでよく拭きとります。

■ 作り方

1. 植物油とミツロウをビーカーに入れる。

2. ビーカーごと湯せんにかけ、ミツロウが完全に溶けたら、中身をガラス棒でよく混ぜ合わせ、火を止めてビーカーを取り出す。

3. 粗熱がとれたら、すばやく精油を加えてよく混ぜ、固まるまで置いておく。

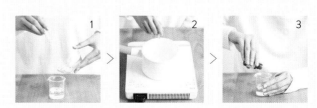

SKINCARE RECIPE *3*

クレイパックで余分な皮脂や毛穴汚れをオフ

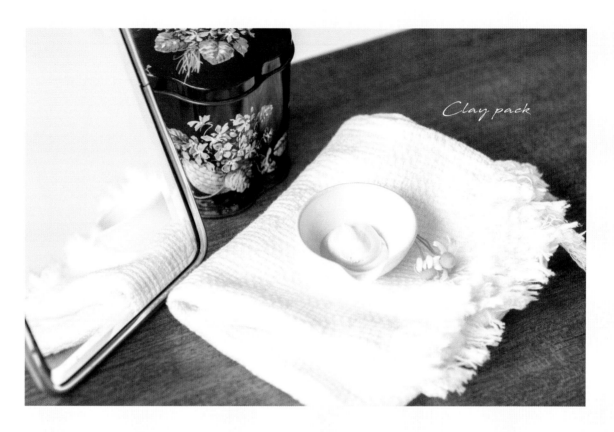

Clay pack

クレイパック ｜ クレイ（粘土）で作るパックです。硬さは、芳香蒸留水の量で調整を。肌状態や好みに合わせて、やわらかめ、硬めなど、その都度加減して作りましょう。

■ レシピの例

ゼラニウム … 2滴
パチュリ … 1滴
クレイ（モンモリロナイト）
　… 大さじ3
芳香蒸留水 … 大さじ1½
植物油 … 大さじ½

※1回で使い切りましょう。保存しての使用はしないでください。
※乾きすぎると、洗い流すときに肌に負担がかかるため注意しましょう。

■ 作り方

1. 容器に芳香蒸留水を入れ、クレイを加えて水分が浸透するまでおく。
2. 10分ほど経過したら植物油に溶かした精油を加え、スパチュラでよく混ぜ合わせる。全体が混ざったら完成。

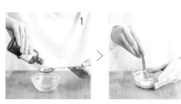

■ 使い方

目や口の周りを避け、顔の中心から外側に向けて顔全体に広げるよう、肌が隠れる程度の厚さで塗る。顔に塗ったクレイの端部分が乾き始めたら、ぬるま湯でやさしく洗い流す。
洗い流したあとは、化粧水などで肌を整える。

71

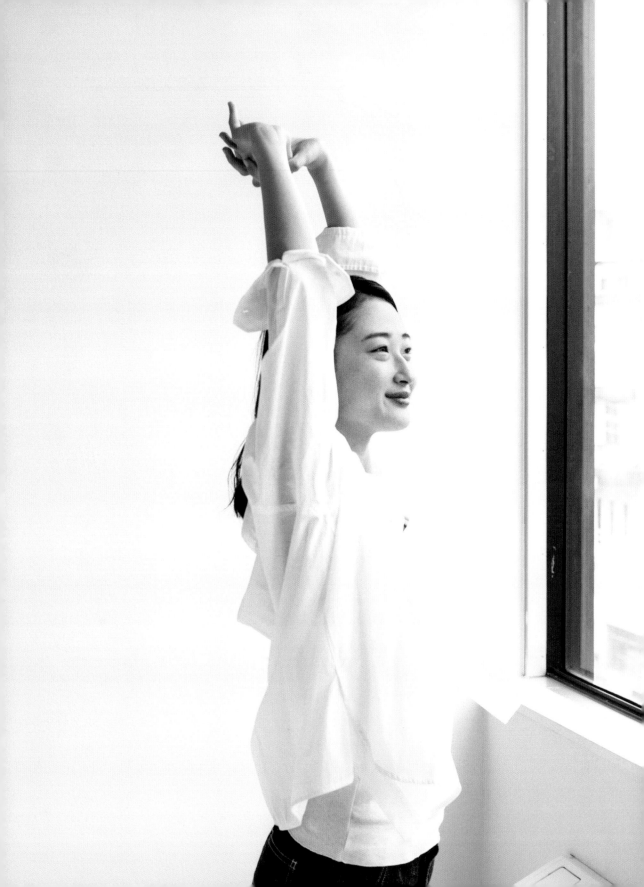

OTHERS RECIPES

その他、さまざまな悩みに役立つレシピ

アロマテラピーは、日々のヘルスケアにも活躍。
ここでは、さまざまな悩みに役立つレシピをご紹介します。

─── 鼻づまり・喉ケア ───

吸入法で、呼吸器系によいとされる精油を使ってケアをしてみましょう。咳が出ているときや、ぜんそくの場合は使用を避けることが大事です。

▶ おすすめ精油

ジャーマンカモミール、ティートリー、ユーカリ
→吸入法はP49を参照。

─── 肩こり ───

アロマ温湿布で硬くなった筋肉を温めてほぐしましょう。血行を促すといわれるスイートマージョラムなどがおすすめです。

▶ おすすめ精油

スイートマージョラム、ラベンダー、ローズマリー
→湿布法はP51を参照。

─── 風邪予防 ───

免疫力を高めるため、ストレスをためないように日頃からアロマスプレーを活用するのもひとつの方法。抗菌作用のある精油を選んで、空気中やマスクにスプレーを。

▶ おすすめ精油

ティートリー、ペパーミント、ユーカリ、ラベンダー
→アロマスプレーの作り方はP45を参照。

─── 冷え・疲労回復 ───

アロマバスでゆっくり入浴して身体を温め、血液の循環をよくしましょう。リラックス効果の高い精油を選ぶのがおすすめです。

▶ おすすめ精油

ジュニパーベリー、スイートオレンジ、スイートマージョラム
→使い方はP48を参照。

─── 集中力 ───

集中力を高めるなら、吸入法や、香りを拡散させるリードディフューザーなどがおすすめです。すっきりとした香りを香らせて。

▶ おすすめ精油

スイートオレンジ、ペパーミント、ローズマリー
→吸入法はP49、リードディフューザーはP63を参照。

─── 不安・緊張 ───

気持ちを落ち着かせる香りでゆっくりと深呼吸。緊張する場面では、精油をハンカチなどに垂らして、お守りのように持ち歩いてもよいでしょう。

※色のついた精油は、シミになる可能性があります。

▶ おすすめ精油

フランキンセンス、ベルガモット、ラベンダー、レモン

こんな場面にもアロマを活用

お掃除に

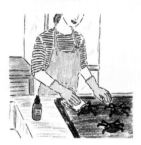

細かくちぎったティッシュに精油を垂らして掃除機で吸い込むと、吐き出される空気がさわやかな香りに。また、重曹などに精油を混ぜて、キッチンや浴室用のアロマクレンザーを作るのもおすすめです。キッチン周りの油汚れには、薬局などで販売しているセスキ炭酸ソーダとスイートオレンジの精油で作ったスプレーを活用しましょう。

▶ おすすめ精油

スイートオレンジ、ティートリー、ラベンダー
→アロマスプレーの作り方はP45を参照。

植物の香りがもつ忌避作用を利用して、天然の蚊よけスプレーや、ダニ対策のファブリックスプレーを作ってみましょう。蚊よけスプレーは小さいボトルに小分けすれば、アウトドアに持参することもできます。

▶ おすすめ精油

ペパーミント（ダニ）、レモングラス（蚊）
→アロマスプレーの作り方はP45を参照。

虫よけに

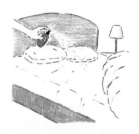

デオドラントに

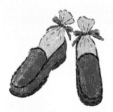

靴の臭い対策には、水虫の原因菌やカビを抑える作用も期待できる精油と重曹でシューキーパーを作って、嫌な臭いとカビの発生を防ぎましょう。

▶ おすすめ精油

ティートリー、ユーカリ、ラベンダー

Chapter

7

HISTORY

1級

アロマテラピーの歴史をひもとく

いにしえから植物とその香りは、儀式や医療、美容にと、幅広く、
暮らしの中で用いられてきました。この章では、その歴史を振り返り、
時代ごとのエピソードとともに、アロマテラピーとして確立された背景をたどります。

神に捧げる香りから、医療へと発展

神事に香りが欠かせなかった古代エジプト。古代ローマでは、医学、
薬学として香りが発展し、暮らしに取り入れられていきます。

Egypt
エジプト

乳香や没薬を焚き、
その香りを神に捧げた

　古代エジプトでは、香りを焚く「薫香」が主に宗教儀
式で使われていました。神殿では香料が焚かれ、かぐわ
しい煙（香煙）とともに魂が天に導かれることを願いま
した。香料や香水を表す「perfume」は、ラテン語の
「per（通して）」と「fumum（煙）」に由来しています。
薫香として用いられたのは、乳香（フランキンセンス）
や没薬（ミルラ）などの樹脂。エジプトでは産出されず、
黄金や黒檀、象牙などと同じく、周辺国との交易で得ら
れる、大変貴重なものでした。中でも焚香料の「キフィ」
は格段に上等で、神事や王の葬儀などにも用いられたと
されています。（P86でイメージレシピを紹介）

　また、古代エジプト人は魂の再生を信じ、ミイラ作り
が行われていました。ミイラの語源は没薬（ミルラ）か
ら来ているという説があり、遺体から内臓を取り出した
あと、没薬を使った香油で清めて殺菌し、ほかの樹脂や
植物とともに防腐剤として体の中に納められました。

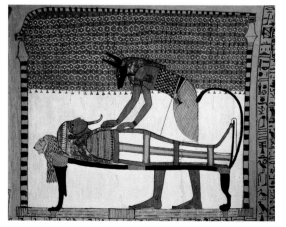

◀ジャッカルの頭を持つ古代エジプトの
死人の神アヌビスが、ミイラの世話をし
ている様子／デイル・エル・メディナ、
テーベ、エジプト

Greece
ギリシャ

植物が薬、医療に用いられ
医学の礎ができる

　古代ギリシャ人たちも香りを非常に好みました。詩人
たちによって歌われたのは、神々が香りを愛で、恋人た
ちは香りのよい花を愛する人に贈ったという内容です。

　医学、哲学の学問が花開いたのもギリシャ。紀元前
400年代、医学者ヒポクラテスは、医療をそれまでの神
官などによる呪術的な手法から切り離し、症状の観察や
医師の経験を重視。病気を科学的にとらえ、現代にも通
ずる医学の基礎を築きました。彼は「医学の父」と呼ば
れ、その考えは『ヒポクラテス全集』よりうかがい知る
ことができます。芳香植物を生のまま、もしくは乾燥さ
せたものを焚いて燻蒸することが、治療法のひとつとし
て用いられました。

　「植物学の祖」といわれるのが、哲学者テオフラスト
ス。植物を科学的に分類することを試み、著書『植物
誌』に500種以上の植物を記載。香料の調合、製造、使
用方法についても触れています。当時の香料は、芳香植
物をすりつぶして粉末にしたもの、ワインやオリーブ油
などに漬け込んで香りを移したものが中心でした。

Rome
ローマ

医学、薬学がさらに発展し、
暮らしの中で香りが息づく

　古代ギリシャの医学、薬学は、古代ローマに受け継がれ、さらに成熟していきます。ギリシャ人医学者**ディオスコリデス**は、皇帝ネロの軍医として各地へ遠征。自ら観察して得た知識を書物『**マテリア・メディカ（薬物誌）**』にまとめました。約600種の植物を収載、植物の生育地や効能、薬の調合方法などが記されています。その後千数百年、植物薬学の重要な古典として広く利用され、写本されながら後世に受け継がれました。512年ごろに製作されたといわれる「**ウィーン写本**」が有名です。

　77年に全37巻の大作『**博物誌**』を著したのが、博物誌家であり、軍人でもあった学者**プリニウス**。『博物誌』は、自然に関する当時の知識、情報の集大成で、植物や植物薬剤についても広く言及しています。

　ヒポクラテス医学を基礎とし、体系的な学問としての医学を確立したのは、ギリシャ人医学者の**ガレノス**。コールドクリームをはじめ、植物や自然素材を用いた製剤処方は、「**ガレノス製剤**」と呼ばれ、現在も受け継がれています。彼は医学の権威としてヨーロッパであがめられ、アラビア医学にも影響を与えました。

　また暮らしの中では、各都市にテルマエ（Thermae）と呼ばれる公衆浴場が建設され、マッサージやあかすりの際に、香り高い香油が使われました。さらに、宴会や儀式などさまざまな場面で香りの演出が行われ、ローマ人は特にローズを熱狂的に好んだとされます。ローズの酒を飲んだり、ローズの香油を身体に塗ったり、またローズの香りを移した水を噴水にしたりしていました。

India
インド

現在まで受け継がれる伝統療法の
アーユルヴェーダが誕生

　今から約3,000年以上前、「アーユルヴェーダ」が誕生したといわれています。「アーユルヴェーダ」とは、「Ayus（生命）」と「Veda（知識）」を組み合わせた造語。医学だけではなく、宇宙観・自然観を説く哲学でもあり、植物の活用など具体的な生活方法の教えも含みます。現在もインド、スリランカを中心に受け継がれている伝統療法として広く知られています。

China
中国

薬草の研究をもとに生まれた
本草学はのちに中医学へと発展

　中国では、薬草の研究が古くから行われていました。薬物について書かれた本を「本草書」といい、最古のものは2～3世紀の漢の時代にまとめられています。最も有名なのは『神農本草経』。西洋の『マテリア・メディカ』と並び称される薬草学書です。「神農」とは、もともとは中国の神話にある農業神のことで、医療と農耕の知識をひとびとに広めたとして伝えられています。5世紀末に学者の陶弘景は、『神農本草経』を730種の薬石を記した『神農本草経集注』として再編さん。本草学はのちの中医学へと発展します。

▼『マテリア・メディカ ウィーン写本』／明治薬科大学所蔵

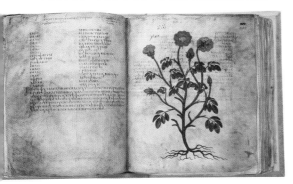

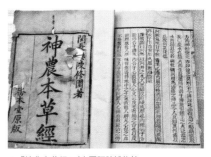

▲『神農本草経』／中国阿胶博物館

東西の交流が香りの文化に影響

十字軍の遠征などから東西交流が盛んになり、主に修道院から
アラビア医学、蒸留技術などがヨーロッパに伝わっていきます。

Arabia / Islam
アラビア・イスラム社会

アルコールが発明され、蒸留技術が確立

476年、西ローマ帝国が崩壊し、文化、科学の中心は、イスラム帝国に受け継がれます。古代ギリシャの医学者ヒポクラテスや、ガレノスの著書がアラビア語に翻訳され、ギリシャ医学をベースに、中近東、エジプト、インド、中国など、周辺地域の医学的な知識を統合し、ユナニ医学（ユナニ＝アラビア語でギリシャの意味）として、イスラム帝国で発展しました。

8世紀から12世紀に、アラビア医学、化学は隆盛期を迎え、アルコールの発明、アラビア式蒸留法の確立などが行われました。その後、ヨーロッパのひとびとがその技術を学び、薬酒を造り、オーデコロンを生み出し、そして香水へと発展を遂げていきます。**イブン・シーナー**は、イスラム帝国時代に活躍した医師であり哲学者で、天文学、数学、文学など、幅広い学問に精通。ローズウォーターなどの芳香蒸留水を治療に用い、著作である『**医学典範（カノン）**』は、17世紀ごろまでヨーロッパの医科大学の教科書として使われていました。

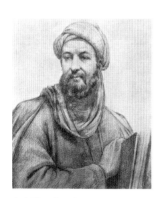

▲イブン・シーナー

Europe
ヨーロッパ

修道士たちから伝えられた僧院医学（修道院医学）

中世のヨーロッパは、キリスト教を中心とする社会で、修道院内では薬草が栽培され、治療に活用。「僧院医学（修道院医学）」という医学の知識は、修道士たちから伝わり、医学校が開設されます。**サレルノ**（イタリア）とモンペリエ（フランス）が代表で、のちに医科大学となります。また、十字軍の遠征により、イスラム諸国の影響を大きく受け、知識や学問、蒸留技術が伝えられます。ヒポクラテスやガレノスの知識を継承した、アラビア語の著書がラテン語に翻訳。イブン・シーナーの『医学典範』も教科書として用いられました。

ドイツ植物学の基礎を築いた修道女**ヒルデガルト**は、ハーブを用いた治療法に関する書物を著し、ラベンダーの効能を紹介したといわれます。また14世紀の中ごろに「**ハンガリアン・ウォーター**」が話題に。70代のハンガリーの王妃がローズマリー水を使用して若返り、ポーランドの王子にプロポーズされたという逸話から「若返りの水」と呼ばれました。（P86にイメージレシピを紹介）

ペストを防いだハーブの力

中世のヨーロッパではペスト（黒死病）が流行。街頭でハーブやスパイス、樹木、樹脂による燻蒸が行われ、果実にクローブなどを詰め乾燥させた「ポマンダー」を、魔よけとして身につける人も多くいました。17世紀の南フランスのトゥールーズでは、ペスト患者の亡骸から金品を盗んでも、ペストにかからなかった4人組の泥棒が話題に。ハーブを酢に漬け込んだハーブビネガーを全身に塗った泥棒たちのレシピ「**盗賊のビネガー**」が流行したそう。（P86にイメージレシピを紹介）

Japan
日本

［飛鳥時代］

『日本書紀』に書かれた
淡路島に漂着した香木伝説

　仏教の伝来とともに、中国や朝鮮半島など、アジア諸国から、さまざまな文化が日本にもたらされます。香りについての記述で最も古い文献は、『日本書紀』。推古天皇3年（595年）に、淡路島に"香木"である「沈水」が漂着したと記されています。『聖徳太子伝暦』や『水鏡』などにも同様の記述があります。「沈水」とは、沈水香木（沈香）のこと。ジンチョウゲ科の木で、原産は主に東南アジアの熱帯雨林。沈香は現在でもお香の原料として使用されています。

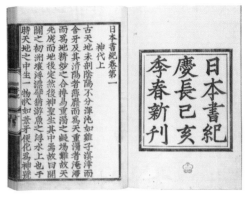

▲『日本書紀』／国立国会図書館

［平安・室町時代］

貴族の遊びとして香が親しまれ、
やがて「香道」が生まれる

　平安時代には、貴族の間で「お香」が親しまれました。当時の様子は紫式部の『源氏物語』の「梅枝の帖」にも描かれています。室内で香を燻らせて楽しむ「空薫物」や、衣服や寝具に香を焚き染める「薫衣」、香薬を調合し優劣を品評する「薫物合」などの風習が親しまれました。

　室町時代になると、文化としての香道が確立。現在まで日本の伝統文化として定着しています。

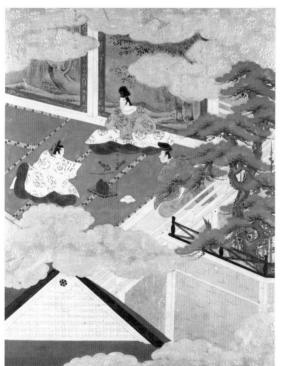

◀貴族の嗜み、「聞香」を描いた画
『源氏物語　第32帖　梅枝』／
江戸時代に描かれたもの／作者不明

ヨーロッパで花開く香料産業

大航海時代、アジアやアフリカの植物が、ヨーロッパにもたらされ、
技術や科学の発達とともに、香料産業が誕生します。

Europe

ヨーロッパ［ルネサンス〜大航海時代］

新大陸への進出により、
新しい植物がヨーロッパへ

ヨーロッパの近世は、14世紀にイタリアで興ったルネサンスから始まります。ルネサンスとは「再生」「復興」を意味し、ギリシャ・ローマの古典文化の復興を目指した文化運動で、ヨーロッパ各地に広まりました。中国で発明された火薬・羅針盤・活版印刷は、ルネサンス期のヨーロッパに伝わり、改良が加えられ実用化。中でも印刷技術の発展は、薬用植物に関する書物の出版に大きく貢献。また、ルネサンス芸術の開花に並行して、香料への関心も高まりました。

羅針盤の技術は、遠洋航海を可能にし、大航海時代を導きます。その後、地中海交易はオスマン帝国によって支配され、当時のヨーロッパの食生活で欠かせないスパイスにも高い関税がかけられ、大変高価になりました。新たな交易ルートの開拓が渇望された結果、アメリカ大陸、アフリカ大陸への進出が進み、バニラやチリ、カカオなどの新しい植物がヨーロッパに持ち込まれるようになりました。

イギリスでは
ハーバリストたちが活躍

ルネサンスは医学にも大きな影響を及ぼし、薬用植物に関する書物の普及を促します。そこで登場するのが、薬草学の専門家である「ハーバリスト」。

特にイギリスで盛んとなり、16、17世紀はイギリスの薬草学の黄金時代ともいわれます。この時代の代表的なハーバリストは、『The Herball（本草書）』を著した<u>ジョン・ジェラード</u>や、ジョン・パーキンソン。

「治療する部位と、似たような形をした植物が効く」という考え方が、流行したのもこのころ。<u>ニコラス・カルペッパー</u>は薬草を占星術と結びつけ、薬草は太陽または月、惑星の支配を受けると説き『The English Physician』を著しました。

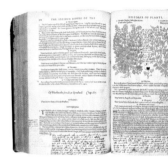

▶ ジョン・ジェラード著『The Herball（本草書）』_P500-501／大英図書館／1597年

植物の分類体系が進み、
プラントハンターが珍しい植物を収集

スウェーデン生まれの**カール・フォン・リンネ**は、新しい植物の命名法を提案します。現在、植物の命名に活用している「二名法」の基本となるもので、植物の学名を属名と種小名で構成。特定の植物を科学的な方法で区別することができるようになるため、ひとつの植物に複数の名称がつけられるという問題が解決されるようになりました。

また、大航海時代以降、大洋航海には植物学者が同行するようになります。「**プラントハンター**」と呼ばれた彼らは、アジアやアフリカ、中南米で珍しい植物を探し出し、採集して自国に持ち帰ります。18世紀、イギリス人の有名なプラントハンター、ジョセフ・バンクスは、オーストラリア大陸を探検したジェームス・クックのエンデバー号に乗船し、太平洋地域に自生する植物を収集。ユーカリ、ミモザなどをヨーロッパに紹介しました。

16世紀ごろから精油を抽出。
芳香目的から治療薬としても使用

　植物から香料としての精油が抽出されるようになるのは、16世紀ごろ。王侯貴族の間で競って香りが使われるようになり、芳香目的だけでなく、治療薬としても使われたようです。その後、香料文化はイタリアからフランスの社交界に伝わり、ルイ14世の時代には、好みの香料を調合させる専属の調香師を雇ったり、身につける人の名前で呼ばれたりと白熱。ビターオレンジの花の香り「ネロリ」は、イタリア・ネロラ公の妃が愛用したことから、その名で呼ばれていたようです。

　現在、一般名称として親しまれている「**オーデコロン**」という言葉は、フランス語の「Eau de Cologne（**ケルンの水**）」に由来します。（P86にイメージレシピを紹介）17世紀末、ドイツのケルンの町に移住したイタリア人、ジョヴァンニ・パオロ・フェミニスは、当時イタリアで「アクアミラビリス（すばらしい水）」という名前で流行していた芳香水を、ケルンで販売。その後、同じくイタリア人のジョヴァンニ・マリア・ファリーナに製造が受け継がれ、さらに人気を博します。上質のアルコールとベルガモットを中心とした精油で処方され、治療薬ではなく、芳香そのものを楽しむものでした。「ケルンの水」の名は製造地にちなんだもので、その後ケルンを占領したナポレオンも愛用者のひとりとして知られています。

香りつき革手袋の流行から出発した
フランスの香料産業

　十字軍遠征から戻った騎士たちの間では、イスラム兵士たちが使っていた、賦香革手袋が流行しました。香りつきの手袋は社交界にも広まり、やがて革手袋製造の中心地であった、南フランスにあるグラース地方にも波及。温暖な気候で、周囲に芳香植物があふれるグラースは、香料の生産にも適していました。その後、香料産業が盛んとなり、手袋製造から分離。グラースは「香水の都」と呼ばれ、世界的な香料産業の地として知られるようになります。

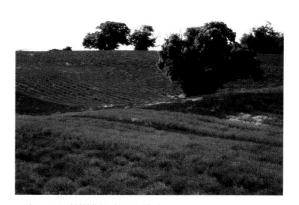

▲ グラースの香料植物畑（ラベンダー）

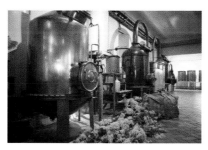

▲ 香料の工場生産のイメージ／フランス、グラース

19世紀には近代科学の発展により、
合成香料が生まれる

　19世紀に入ると、さらに科学と技術が発展し、薬用植物から次々と有効成分が分離精製されるようになりました。やがて、石油や石炭などの鉱物原料からも同様の成分が合成できるように。つまり、植物からではなく、化学工業的に、いろいろな作用や効果のある薬や合成香料が作り出せるようになりました。

「アロマテラピー」の誕生

科学、医学、そして技術が発展していく一方、自然療法が見直され
アロマテラピーが誕生します。

Europe
ヨーロッパ

やけどの治療をきっかけに
「アロマテラピー」が誕生

アロマテラピーという言葉の生みの親は、フランス人化学者、**ルネ・モーリス・ガットフォセ**。彼は化学実験中の事故でやけどを負い、治療にラベンダー精油を使用します。その経験から、精油の治療的な効果に着目し、研究。1937年に『Aromathérapie』を著しました。「アロマテラピー」という用語は、ガットフォセによる造語であり、「アロマ」が「芳香」、「テラピー」は「療法」を意味します。

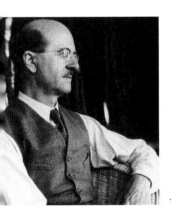

◀ ルネ・モーリス・ガットフォセ

精神と肉体のバランスを整える
ホリスティック・アロマテラピー

精油によって、精神と肉体のバランスを整えるという、新しい考えを取り入れたのが、**マルグリット・モーリー**です。アジアの伝統的な医学や哲学を研究し、精油を植物油で希釈したトリートメントオイルによる、美容法と健康法を生み出します。1961年に彼女が記した『Le capital 'Jeunesse'（最も大切なもの…若さ）』は英訳され、イギリスのアロマテラピー界に大きな影響を与えました。多くのアロマセラピストが、彼女の研究成果を実践的に展開しようと試み、のちにホリスティック・アロマテラピーと呼ばれるようになりました。

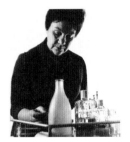

▲ マルグリット・モーリー

医療の現場で実践される
フランスのアロマテラピー

フランスの軍医であった**ジャン・バルネ**は、1942年、第二次世界大戦のドイツ戦線に従軍。その後、インドシナ戦争での負傷者たちに精油から作った薬剤を治療に用い、その成果を1964年、『AROMATHERAPIE（植物＝芳香療法）』にまとめます。ジャン・バルネは医療現場でのアロマテラピーの啓発に尽力。このような背景から、フランスでは主として精油を薬として用いる方法が研究され発展。現在でも、フランスのアロマテラピーの大きな特徴となっています。

におい分野の研究が進み、
2004年にはノーベル賞を受賞

2004年、米国のリチャード・アクセル博士とリンダ・バック博士が、「嗅覚システムの組織とにおいの受容体」（odorant receptors and the organization of the olfactory system）の研究で、ノーベル生理学・医学賞を受賞。どのように「におい」を識別し記憶するかについて解明し、嗅細胞にあるにおいの受容体の遺伝子の数が、全遺伝子数の約3％を占めることを発見しました。

Japan
日本

[現代]

ハッカやラベンダーの栽培を機に 明治期に始まる現代の香料産業

　明治時代、西洋から石けん、香水、薬酒などが輸入され、日本の香り文化が大きく変わります。日本でも精油を得る目的で、農産物としてハッカ（薄荷）やラベンダーの栽培を開始。ハッカは明治の初めごろから、北海道の北見市を中心に栽培が行われ、昭和45年ごろまで香料原料として採取されています。

　ラベンダーは昭和12年、香料会社が化粧品香料としての栽培を目指し、フランスから種子を入手したことに始まります。北海道の富良野地方では品種改良など、試行錯誤して土地に合う変異種の栽培が続いています。

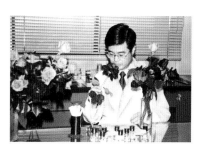

▲昔の香料産業のイメージ／朝日新聞社

香りの学術研究が進み、 世界でも高く評価

　香りの心理効果の研究を行う、鳥居鎮夫（東邦大学名誉教授）は、随伴性陰性変動（CNV）と呼ばれる特殊な脳波を用いて、ラベンダーやジャスミンの香りの鎮静作用や興奮作用を実証。1986年にイギリスで開催されたシンポジウムで、その実験結果を発表し、アロマテラピーの学術研究の先駆者として海外でも高い評価を得ています。

1996年、日本アロマテラピー協会 （現AEAJ）が設立

　1980年代後半、ロバート・ティスランドの著書『アロマテラピー（芳香療法）の理論と実際（The Art of Aromatherapy）』（1985年版）が翻訳出版され、日本でもアロマテラピーが広まり始めます。1990年代には、アロマテラピー関連の専門誌が創刊され、急速に一般化。

　一方、専門家の間では、日本人にとっての安全な精油の使い方、活用法の標準化を求める声が聞かれるようになり、1996年4月、アロマテラピーの健全な発展と普及啓発を図ることを目的に、非営利団体（任意団体）「日本アロマテラピー協会（AAJ）」が設立。その後、2005年にAAJは「社団法人 日本アロマ環境協会（AEAJ）」、2012年に「公益社団法人 日本アロマ環境協会（AEAJ）」となり、AAJの事業はAEAJへ継承されました。

　AEAJは、アロマテラピーを普及する日本で唯一の公的な法人（公益社団法人）。その立場から、アロマテラピーの健全な普及および啓発活動や、自然の香りある心地よい環境（アロマ環境）づくりを積極的に推進する活動を展開しています。

日本特有の「和精油」に注目

　「ハッカ」「ヒノキ」「ヒバ」「クロモジ」「ユズ」「ショウガ」などの「和精油」が国内外で注目。日本に古くから自生する植物や、生活になじみのある植物から作られる、日本発の精油として、今後も大きな発展が期待できます。

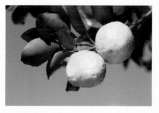

◀ユズの実

アロマテラピー歴史年表　Aromatherapy chronology

中東・アフリカ	B.C.3000 古代エジプト 神事に薫香が 用いられる	A.D.1世紀 新約聖書に 乳香（フランキンセンス）、 没薬（ミルラ）の記述	11世紀 イブン・シーナー 『医学典範（カノン）』 錬金術と蒸留技術 精油蒸留法の確立
インド・中国	古代インド アーユルヴェーダの誕生	5〜6世紀 古代中国 陶弘景 『神農本草経集注』	

古代 (B.C.3000〜A.D.5世紀)　　　　　　　　　　　　　　　　　　　　　　　中世 (11〜12世紀)

ヨーロッパ	B.C.5〜4世紀 古代ギリシャ ヒポクラテス （医学の父） B.C.4〜3世紀 テオフラストス （植物学の祖） 『植物誌』	A.D.1世紀 プリニウス 『博物誌』 A.D.1世紀 ディオスコリデス 『マテリア・メディカ』	A.D.2世紀 ガレノス ガレノス製剤 テルマエ（公衆浴場）	11世紀 サレルノ	12世紀 ヒルデガルト
日本		595年 （飛鳥時代） 『日本書紀』 淡路島に香木が 漂着の記述		（平安時代） 平安貴族が香を楽しむ 空薫物・薫物合 『源氏物語』	

Europe

Rome

Greece

China

Egypt

India

Japan

近世〜近代 （14〜18世紀）

14世紀
ルネサンスの始まり
ペストの流行

16〜17世紀
ハーバリストの活躍

18世紀
ケルンの水
香料産業の発達
カール・フォン・リンネ
プラントハンターの活躍

1937年
ルネ・モーリス・ガットフォセ
『Aromathérapie』
アロマテラピーの誕生

1961年
マルグリット・モーリー
『Le Capital 'Jeunesse'』

1964年
ジャン・バルネ
『AROMATHERAPIE』

現代

2004年
においの受容体と嗅覚系の組織
の発見についての研究が
ノーベル生理学・医学賞を受賞

15世紀
（室町時代中期）

香道の確立

1890年代
（明治時代）
精油採油目的のハッカの栽培が
北海道で始まる

1986年
鳥居鎮夫
「随伴性陰性変動（CNV）」の
研究を発表

1996年
日本アロマテラピー協会設立

2005年
社団法人 日本アロマ環境協会設立

2012年
公益社団法人 日本アロマ環境協会設立

いにしえのレシピを再現してみましょう！

[歴史上の香りのレシピ現代版]

神殿の焚香料・キフィ

古代エジプトで、神事や王の葬儀で用いられたとされる上等な香料。

■ レシピの例（割合）

フランキンセンス …2
ミルラ …2
カルダモン …1
ガルバナム …1
サンダルウッド …1
ジュニパーベリー …1
ペパーミント …1
ベンゾイン …1
レモングラス …1
ローズ …1

４人の盗賊のビネガー

ペストが大流行した17世紀の南仏では、ペスト患者の亡骸から金品を盗む泥棒が横行。その中でペストにかからなかった４人が全身に塗っていたとされる、ハーブビネガー。

■ レシピの例（出来上がり量約60㎖）

白ワインビネガー …15㎖
水 …40㎖
無水エタノール …5㎖
ブラックペッパー …2滴
ペパーミント …2滴
ラベンダー …2滴
ローズマリー …2滴

■ 作り方

無水エタノールに精油を混ぜ、白ワインビネガー、水を加えてさらによく混ぜる。

ハンガリアン・ウォーター

14世紀ごろ評判となった「若返りの水」。これを使ったハンガリー王妃は、70代にしてポーランドの王子にプロポーズされたというエピソードが知られています。

■ レシピの例（出来上がり量約50㎖）

芳香蒸留水（ネロリ）… 25㎖
芳香蒸留水（ローズ）… 20㎖
無水エタノール … 5㎖
ローズマリー … 2滴
ラベンダー … 1滴

■ 作り方

無水エタノールに精油を混ぜ、芳香蒸留水を加えてさらによく混ぜる。

ケルンの水

「オーデコロン」は、フランス語の「ケルンの水」に由来します。もともとはヨーロッパで流行した芳香水の名称で、ケルンは製造地。

■ レシピの例（出来上がり量約50㎖）

無水エタノール …5㎖
水 … 45㎖
ベルガモット … 3滴
スイートオレンジ … 2滴
ネロリ … 2滴
ローズマリー … 2滴
ラベンダー … 1滴

■ 作り方

無水エタノールに精油を混ぜ、水を加えてさらによく混ぜる。

※レシピはイメージであり、完全な再現ではありません。

Chapter

8

LAW

1級

アロマテラピーに関係する法律

アロマテラピーを楽しむためにはルールを知ることも大事です。
最後の章では、アロマテラピーを取り巻く法律を学びます。
トラブルを回避するためにも、正しい知識を身につけましょう。

アロマテラピーを楽しむうえで知っておきたい法律

この章では、アロマテラピーに関わる法律について学んでいきます。
「知らなかった」では思わぬトラブルにつながることも。事例や解説をよく読み、
ルールをきちんと守ることが大切です。

精油を化粧品や医薬品などと混同しない

医薬品医療機器等法

この法律に関わる事例:
ショップで販促グッズにラベンダー精油の説明として
「不眠症におすすめ」という文言を入れた

精油の効果・効能をうたって販売・授与した場合、この法律に反する可能性があります。

医薬品医療機器等法の正式名称は「医薬品、医療機器等の品質、有効性及び安全性の確保等に関する法律」。略して「薬機法」とも呼ばれます。

この法律は、医薬品、医薬部外品、化粧品、医療機器及び再生医療等製品の品質や有効性、安全性を守るために、販売やそれらの取り扱いなどについて規制するものです。

事例がなぜ問題になるかというと、一般に日本で香りを楽しむ目的で使う精油は、化粧品や医療品には該当しない「雑品（雑貨）」として扱われているからです。

そのため「不眠症におすすめ」のように効果をうたって販売した場合、この精油は医薬品などに該当するものとして同法の規制が適用されることがあります。精油は化粧品や医療品ではないことを理解したうえで、広告表現や扱いに注意することが必要です。特に次のポイントを押さえておきましょう。

⚠ 精油を販売・説明する際は、医薬品、医薬部外品、化粧品と誤解させない

⚠ 精油の効果・効能をうたうと、医薬品医療機器等法が適用される可能性あり

医薬品医療機器等法

第13条（製造業の許可）
医薬品、医薬部外品又は化粧品の製造業の許可を受けた者でなければ、それぞれ、業として、医薬品、医薬部外品又は化粧品の製造をしてはならない（第1項）。
※「製造」には、小分けを含む（医薬品医療機器等法第1条の4参照）。

行政の許可なく医薬品、医薬部外品、化粧品等を製造・販売することも禁止されています。

　製造業の許可を受けていない者が業として医薬品、医薬部外品、化粧品等を製造（小分けも含む）すると、同法違反となります。販売についても同様で、許可なく輸入し販売することも違反です。

— COLUMN —

手作りの化粧品を、家族や友人に
プレゼントすることと法律の兼ね合い

　このようなケースは、量や頻度、対象となる人がごく少なく、「業として」ではないプレゼントであることから、医薬品医療機器等法の規制は受けないと考えてもよいでしょう。
　ただし、次のことに留意しましょう。

⚠ 化粧品店、ドラッグストアなどで販売されている化粧品は、許可を得て製造・販売され、医薬品医療機器等法の適用を受けたものです。しかし、手作りのプレゼントは、同法の適用を受けていないため、品質や安全性に裏付けがありません。そのことをプレゼントする相手に十分に説明し、注意を促す必要があります。

⚠ プレゼントを使用したことによってトラブルが生じたときは、それが使用者の不注意によるものであっても、プレゼントした側が損害賠償（民法709条）や過失傷害（刑法209条）など、民事上・刑事上の責任を問われる可能性があることも理解しておきましょう。

アロマ商品の販売や施術に関わるその他の法律

①製造物責任法（PL法）

この法律に関わる事例：

輸入した精油ビンのフタが破損し、
購入者の衣服にシミをつけた

　主に被害者の保護と救済を目的とした法律で、被害者が製造物の欠陥によって損害が生じたことを明らかにすれば、製造業者、輸入業者等に対し、損害賠償を求めることができます。

　事例のように、精油ビンのフタに欠陥があり、流れ出た精油が衣服や家具を汚した場合にも適用されます。

　ポイントは、被害者は直接購入した販売者に対してだけでなく、製造業者等にも損害賠償請求が可能なことです。

②景品表示法
（不当景品類及び不当表示防止法）

この法律に関わる事例：

根拠となる客観的なデータがないのに、
「最も高品質なローズ精油」という文言を
広告に使った

　事業者が実際のものよりも高品質であるかのようにみせたり、過剰にお得に見える価格を表示したり、豪華すぎる景品などをつけることは、この法律で禁止されています。

　消費者を意図的に誘導する行為を制限・禁止することで、一般消費者を保護することが目的です。消費者側も、こうした表示に惑わされることなく、店舗のスタッフやアロマテラピーの専門家に詳しく聞く、自分で調べるなどして選択することが必要です。

③消防法
・各市町村が定めている火災予防条例

この法律に関わる事例：

消防法・市町村の火災予防条例の定める指定数量を超えて精油や植物油を保管し、火のついたストーブの近くに置いている

　個人が自宅で楽しむ程度の量であれば、法的な規制を受けることはありません。しかし、指定数量以上の危険物は、火災の予防や危険物の貯蔵・取り扱いについての定めがあります。

　精油は揮発性、引火性などの特性をもっているため、個人で所持する場合も火災には十分に気をつけ、保管・取り扱いに注意しましょう。

④あん摩マツサージ指圧師、 はり師、きゆう師等に関する法律

この法律に関わる事例：

AEAJのアロマセラピスト資格しか
持っていないが、サロンで
マッサージ・指圧メニューを提供している

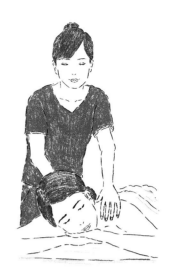

　略称を「あはき法」といい、免許のない人があん摩、マッサージ、指圧、はり、きゅうなどの医業類似行為を行うことをこの法律で禁じています。

　マッサージを業として提供するには、国家資格である、あん摩マツサージ指圧師の免許が必要です。民間の資格で、医業類似行為をしてはいけません。

COLUMN

アロマトリートメントと あはき法の関係

　現在、エステティック、カイロプラクティック、整体などでマッサージに似た行為が行われているのは皆さんもご存じかと思います。ですが、これらの施術と、免許を持ったマッサージ師が行うマッサージやあん摩、指圧との区別は、法律では必ずしも明確でないのが現状です。

　アロマトリートメントにおいても、トリートメントオイルを身体に塗り、さすったり、押したり、もんだりすることが行われています。これに対しては議論が分かれるところですが、参考になるのが昭和35年（1960年）の最高裁大法廷での判決です。

　判決では、人の健康に害を及ぼすおそれのない業務行為は、あはき法の適用となる医業類似行為には該当しないとの判断が示されました。

　このことからAEAJでは、アロマトリートメントは、マッサージに至らない行為で、リラクセーションを目的としたものであれば、仮にあん摩マツサージ指圧師の免許がなくとも、同法に違反しないと考えています。

　しかしながら、十分な注意と高い意識をもって行うべきであることはいうまでもありません。

⑤医師法

この法律に関わる事例：

心身の不調を訴える客に、
「自律神経失調症ですね。ベルガモット精油
で治りますよ」とアドバイスした

医師の免許制度、業務上の義務などを定めた医師法により、医師以外の人の診療行為は禁じられています。

アロマテラピーにおいては、家族や友人の心身の状態を知り得ることもありますが、症状から病名を診断したり、治療と思われるような行為をしてはいけません。

もちろん、医薬品の認可を受けていない精油を薬のように処方することもできません。

⑥獣医師法

この法律に関わる事例：

ペットの具合が悪そうだったので、
飼い主に「これで治りますよ」と
ローズマリー精油をすすめた

獣医師の免許制度、業務上の義務などを規定したこの法律により、獣医師以外の者が飼育動物の診療を行うことはできません。

一方、トリミングのような行為は同法の適用を受けずに行うことが可能ですので、この分野でアロマテラピーを用いることは法律には抵触しません。ただし、動物は人間と身体のつくりも大きさも異なるので、ペットに対して安易にアロマテラピーを行わないようにしてください。

COLUMN

困ったときはどこに相談する？

アロマテラピー活動を行うにあたり、法律的に問題ないか迷ったとき、必要な手続きがわからなくて困ったときは、まずは地元の公的機関に相談してみましょう。

■ ホームページや広告の表現が医薬品医療機器等法に抵触していないか不安なとき
【相談先】
・所在地の都道府県の薬務課
・（東京都のみ）東京都健康安全研究センター

■ アロマ商品の製造販売手続きについて相談したいとき
【相談先】
・所在地の都道府県の薬務課

■ 景品表示法について知識を得たいとき
まずは消費者庁のホームページを確認してみましょう。
また、一般社団法人 全国公正取引協議会連合会では、毎年「景品表示法入門セミナー」を
実施しているので、こういったセミナーに参加してみるのもよいでしょう。

Encyclopedia of Essential oils
精油のプロフィール

精油のプロフィールの見方

このパートでは、検定試験対象の30種類の精油についてまとめました。
P98から精油が得られる原料植物の写真とともに植物・精油データなどを
紹介しています。項目やアイコンなどはこちらの説明を参照ください。

① 1級

【 バンレイシ科 】

Ylang Ylang
イランイラン

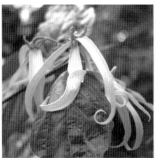

②

Botanical Data 植物データ

③ [原料植物名] イランイラン
④ [別名] イランイランノキ
⑤ [科名] バンレイシ科
⑥ [学名] *Cananga odorata*
⑦ [主な産地] コモロ、マダガスカル、レユニオン
島（フランス領）

Essential Oil Data 精油データ

⑧ [主な抽出部位] 花
⑨ [精油抽出法] 水蒸気蒸留法
⑩ [成分の一例] リナロール／安息香酸メチル／酢酸
ベンジル／ゲラニオール

植物について

樹高は通常6〜10m、大きいものでは15〜20m
にもなります。インドネシアのマルク諸島（モ
ルッカ諸島）から最初はフィリピンに伝えら
れ、栽培されていました。名前の「イランイラ
ン」はフィリピンの言葉で「花の中の花」を意
味します。

精油について

精油にはジャスミンと共通する酢酸ベンジルと
いう成分が含まれ、華やかで甘いフローラル調
の香りをもちます。香りが強いため、使用量に
は注意が必要です。

» Health

リラックス作用が期待できます。寝つきをよくするこ
とが示唆されたという報告もあるので、リラックスタ
イムや睡眠前の芳香浴に活用するとよいでしょう。

» Beauty

香料として多くの化粧品やフレグランスに使われてい
ます。特にフローラル系やオリエンタル系の香りに用
いられます。

【 研究データ 】

健康な男女11名を対象に、イランイラン精油の
香りを吸入させたところ、香りなしの場合と比
べて収縮期血圧と脈波伝播速度が低下しました。
脈波伝播速度とは心臓からの拍動が伝わる速度
で、動脈硬化が進んだ血管ほど速くなります。

三浦畝, 他 (2015) 一過性の精油環境が動脈スティフネスおよ
び血管内皮機能に及ぼす影響. アロマテラピー学雑誌 15(1):122-
126.

⑪ ⚠ 皮膚刺激

⑫ » How to use

98

① 試験範囲

　２級で学ぶ精油、１級で学ぶ精油を表しています。２級は11種類、１級は２級を含む30種類です。

② 精油の色

標準的な精油の色です。原料植物の状態や抽出時期などによって異なります。

③ 原料植物名

精油の原料となる植物の名称です。

④ 別名

原料植物名の別の名称です。

⑤ 科名

生物を分類するうえでの階級のひとつ。原料植物が属する科の名称です。

⑥ 学名

生物ひとつひとつにつけられた世界共通の学術上の名称です。（ ）内はsynonym（異名※）を記載しています。
※同一植物における学名の別名

⑦ 主な産地

精油の原料植物が産出される国や地域の一例です。
※五十音順

⑧ 主な抽出部位

精油が抽出される原料植物の部位です。記載部分以外の部位からも精油が抽出されることがあります。

⑨ 精油抽出法

原料植物から精油を抽出する代表的な方法です。（抽出法はP19〜21参照）

⑩ 成分の一例

精油に含まれる芳香成分の一例です。原料植物の産地や栽培年などによって含有比率は変わります。

⑪ 注意事項

使用にあたっての注意喚起です。（P30参照）

| 光毒性 | 紫外線などに反応するため、皮膚に使用する場合、炎症や色素沈着に注意が必要です。 |

| 皮膚刺激 | 皮膚に使用する場合は、注意が必要です。 |

⑫ How to use

各精油の利用法の一例です。（詳しい利用法はChapter 4・Chapter 6参照）

芳香浴法　沐浴法　吸入法　湿布法　トリートメント法　手作り化粧品

学名とは

学名とは、生物につけられる世界共通の名称で、植物は国際藻類・菌類・植物命名規約に基づいて決められます。命名には規則があり、ラテン語などを用い、通常イタリック体で表記されます。カール・フォン・リンネが体系化した二名法に基づき、属名と種小名から構成されます。
例：スイートオレンジの場合
Citrus sinensis
　属名　　種小名

精油は産地によって特性がある

産地により植物の育つ土壌、天候などが異なるため、精油の内容に大きな影響を与えます。産地は精油の個性を表す重要な情報です。たとえば、ある高知産のユズ精油ではベルガプテンが微量か不検出でしたが、京都産や韓国産のユズ精油では10ppm以上のベルガプテンが検出されたという報告があります。

仲間同士の植物の特徴を知る

ここでは、原料植物をグループにわけて解説します。同じ科の植物は、
共通点も多いので、科ごとの特徴をつかんでおきましょう。

【 シソ科 】

ペパーミント、ラベンダー、ローズマリー、クラリセージ、
スイートマージョラム、パチュリ、メリッサ

精油はすっきりしたハーブ調の香
りのものが多くあります。世界各
地に分布、生育し、およそ3,500
種が知られている大きなグループ
の植物です。

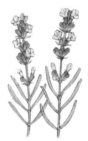

【 ミカン科 】

スイートオレンジ、レモン、グレープフルーツ、
ネロリ、ベルガモット

フルーツとしてもなじみがあり、
さわやかで親しみやすい香りです。
約900〜1,500種が確認されてお
り、花や果実、葉から採れる精油
は、薬用や香料として使われてい
ます。

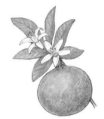

【 フトモモ科 】

ティートリー、ユーカリ

さわやかですっきりとした樹木の
香りが特徴。精油を含む種が多く、
香辛料やハーブに多く利用されて
います。科名は東南アジア原産の
果樹で中国名の「蒲桃」（プータ
オ）に由来します。

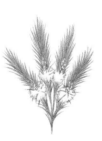

【 バラ科 】

ローズ（アブソリュート）、ローズオットー

イチゴ、リンゴ、モモなど食用の
果実や、バラ、サクラ、ウメなど
花の美しいものが多くあります。
精油が採れる種類は少ないものの、
華やかな香りをもちます。

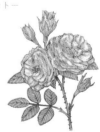

【 カンラン科 】

フランキンセンス、ミルラ

樹脂を含む樹木が多くみられます。
落ち着いた香りで、古くから宗教
行事などに使われてきました。科
名は中国大陸原産の「カンラン」
という果樹に由来します。

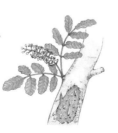

【 ヒノキ科 】

サイプレス、ジュニパーベリー

ウッディな香りが特徴で、建築材
などとして昔から盛んに植樹され
てきました。木質化する球果をも
ちますが、ジュニパーベリーのよ
うに球果が液質化するものもあり
ます。

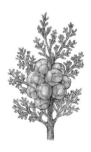

【 キク科 】

ジャーマンカモミール、ローマンカモミール

世界各地に分布し、双子葉植物では最も進化した植物といわれています。精油が採れる種類は少ないですが、ハーブや薬草として親しまれているものがたくさんあります。

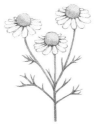

【 イネ科 】

ベチバー、レモングラス

穀類や飼料作物として重要な食料源となっています。世界中でおよそ1万種近くが知られており、砂漠から南極大陸に至るまであらゆる地域に生育しています。

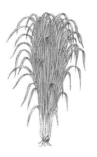

【 フウロソウ科 】

ゼラニウム

熱帯から寒帯にかけて世界に広く分布しています。花びらやがく、雌しべの柱頭、雄しべなどの数は5の倍数で構成されています。

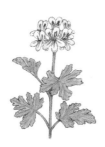

【 バンレイシ科 】

イランイラン

熱帯から亜熱帯を中心に生育し、日本ではなじみのない種類が多くあります。精油が採れる種類は少ないですが、樹皮、葉、根は民間薬として親しまれているものもあります。

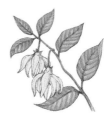

【 ビャクダン科 】

サンダルウッド

さわやかな甘い芳香が特徴で、熱帯を中心に分布しています。科の名前になったビャクダンは、特に心材に強い香気があります。

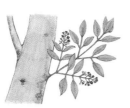

【 モクセイ科 】

ジャスミン（アブソリュート）

特に北半球の温帯、暖帯に分布。常緑または落葉性の木本で、花に芳香の強いものが多く、観賞用や香料に利用されています。

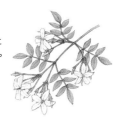

【 コショウ科 】

ブラックペッパー

香辛料などに使われるスパイシーな香りをもちます。コショウのように食用に栽培されるもの、観賞用に用いられるものもあります。

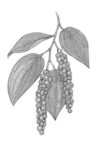

【 エゴノキ科 】

ベンゾイン（レジノイド）

北半球の温帯・亜熱帯を中心に分布。花は主に白色で芳香をもつものが多く、観賞用としても栽培されています。

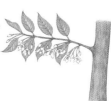

1級

【 バンレイシ科 】

Ylang Ylang
イランイラン

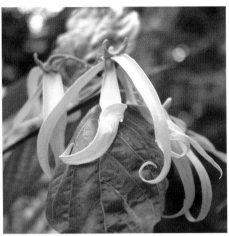

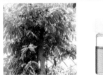

Botanical Data 植物データ

［原料植物名］ イランイラン
［別名］ イランイランノキ
［科名］ バンレイシ科
［学名］ *Cananga odorata*
［主な産地］ コモロ、マダガスカル、レユニオン島（フランス領）

Essential Oil Data 精油データ

［主な抽出部位］ 花
［精油抽出法］ 水蒸気蒸留法
［成分の一例］ リナロール／安息香酸メチル／酢酸ベンジル／ゲラニオール

植物について

樹高は通常6〜10m、大きいものでは15〜20mにもなります。インドネシアのマルク諸島（モルッカ諸島）から最初はフィリピンに伝えられ、栽培されていました。名前の「イランイラン」はフィリピンの言葉で「花の中の花」を意味します。

精油について

精油にはジャスミンと共通する酢酸ベンジルという成分が含まれ、華やかで甘いフローラル調の香りをもちます。香りが強いため、使用量には注意が必要です。

» Health

リラックス作用が期待できます。寝つきをよくすることが示唆されたという報告もあるので、リラックスタイムや睡眠前の芳香浴に活用するとよいでしょう。

» Beauty

香料として多くの化粧品やフレグランスに使われています。特にフローラル系やオリエンタル系の香りに用いられます。

─── 【 研究データ 】 ───

健康な男女11名を対象に、イランイラン精油の香りを吸入させたところ、香りなしの場合と比べて収縮期血圧と脈波伝播速度が低下しました。脈波伝播速度とは心臓からの拍動が伝わる速度で、動脈硬化が進んだ血管ほど速くなります。

三浦哉、他（2015）一過性の精油環境が動脈スティフネスおよび血管内皮機能に及ぼす影響. アロマテラピー学雑誌 15(1):122-126.

⚠ 皮膚刺激

» How to use

【 シソ科 】

Clary Sage
クラリセージ

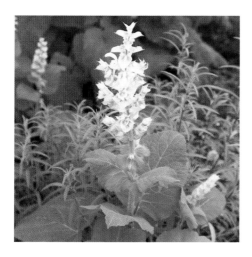

Botanical Data 植物データ

［原料植物名］ クラリセージ
［別名］ オニサルビア
［科名］ シソ科
［学名］ *Salvia sclarea*
［主な産地］ ハンガリー、フランス、ブルガリア、ロシア

Essential Oil Data 精油データ

［主な抽出部位］ 花
［精油抽出法］ 水蒸気蒸留法
［成分の一例］ 酢酸リナリル／リナロール／スクラレオール

植物について

二年草で成長すると1mほどに育ちます。古来、この植物の種子を煎じた液を目につけると視界がはっきりするとされ、利用されてきました。そのため、「クラリ」という名前の由来は、「clarus（明るい）」ともいわれています。マスカットに似た香りをもつことから、マスカットワインの風味づけに使用されていました。

精油について

スクラレオールという成分が特有の心地良い甘い香りを醸し出しています。香りが強いため、使用量に注意しましょう。

» Health

幸福感をもたらす強壮作用が知られています。また、古くから女性特有の悩みをサポートする精油、リラックス作用の高い精油として用いられてきました。

【 研究データ 】

尿失禁の女性患者34名を対象に、クラリセージ精油の香りを一定時間吸入させたところ、香りなしの場合と比べて収縮期血圧が下がり、呼吸がゆっくりになりました。

Seol GH, et al. (2013) Randomized controlled trial for *Salvia sclarea* or *Lavandula angustifolia*: differential effects on blood pressure in female patients with urinary incontinence undergoing urodynamic examination. *J Altern Complement Med* 19(7):664-670.

» How to use

1級

【 ミカン科 】

Grapefruit
グレープフルーツ

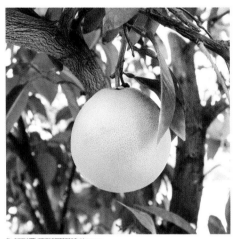

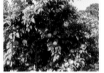

Botanical Data 植物データ

[原料植物名] グレープフルーツ
[科名] ミカン科
[学名] *Citrus paradisi*
[主な産地] アメリカ、アルゼンチン、イスラエル、南アフリカ

Essential Oil Data 精油データ

[主な抽出部位] 果皮
[精油抽出法] 圧搾法
[成分の一例] リモネン／ミルセン／オクタナール／ヌートカトン

植物について

18世紀に西インド諸島で発見され、その後カリフォルニア、テキサスなどで栽培されるようになり、世界各地に広まりました。名前の由来は、果実がブドウのように房状につくことから、ともいわれています。

精油について

甘酸っぱくさわやかなグレープフルーツの果実そのものの香りがします。ヌートカトンという成分がやや酸味のある甘い香りを醸し出しています。光毒性をもつフロクマリン類（ベルガプテン）が含まれるため、使用には注意が必要です。

» Health

グレープフルーツ精油の芳香浴により、脳内の情報処理速度が高まる可能性が示唆されたという報告があります。集中したいときなどに香らせてみましょう。

【 研究データ 】

成人がグレープフルーツ精油の香りを吸入したところ、香りの吸入後、香りなしの場合と比べて交感神経活動が有意に高い値を示しました。

Haze S, et al. (2002) Effects of fragrance inhalation on sympathetic activity in normal adults. *Jpn J Pharmacol* 90(3):247-253.

⚠ 光毒性

» How to use

【 1級 】

【 ヒノキ科 】

Cypress
サイプレス

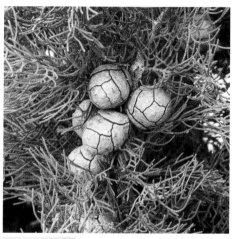

Botanical Data 植物データ

［原料植物名］ イタリアンサイプレス
［別名］ ホソイトスギ
［科名］ ヒノキ科
［学名］ *Cupressus sempervirens*
［主な産地］ スペイン、フランス、モロッコ

Essential Oil Data 精油データ

［主な抽出部位］ 葉
［精油抽出法］ 水蒸気蒸留法
［成分の一例］ α-ピネン／δ-3-カレン／セドロール／δ-カジネン

植物について

主に地中海沿岸地方や中東など、温暖な地方に広く生育します。高さ20〜30m、樹齢は50〜60年に達します。「天高く昇る聖木」として寺院や墓地などに、南仏では防風林としても植えられていました。

精油について

精油にはジュニパーベリーと共通のα-ピネンという成分が含まれ、森をイメージさせる香りがします。

» Health

「男性がリラックスできる香り」とされています。家族などのケアに使ってみましょう。

---【 研究データ 】---

水蒸気蒸留法と超臨界流体抽出法で抽出したサイプレス精油の成分分析を行い、その作用について調べたところ、超臨界流体抽出法による精油には、より強い抗酸化作用があることが示唆されました。

Nejia H, et al. (2013) Extraction of essential oil from *Cupressus sempervirens*: comparison of global yields, chemical composition and antioxidant activity obtained by hydrodistillation and supercritical extraction. *Nat Prod Res* 27(19):1795-1799.

» How to use

1級

【 ビャクダン科 】

Sandalwood
サンダルウッド

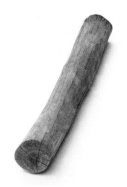

Botanical Data 植物データ

[原料植物名] インディアンサンダルウッド、オーストラリアンサンダルウッド
[別名] ビャクダン
[科名] ビャクダン科
[学名] インディアンサンダルウッド：*Santalum album*
オーストラリアンサンダルウッド：*Santalum spicatum*
[主な産地] インディアンサンダルウッド：インド、インドネシア、スリランカ
オーストラリアンサンダルウッド：オーストラリア

Essential Oil Data 精油データ

[主な抽出部位] 心材
[精油抽出法] 水蒸気蒸留法
[成分の一例] インディアンサンダルウッド：α-サンタロール／β-サンタロール／サンタレン
オーストラリアンサンダルウッド：α-サンタロール／β-サンタロール／α-ビサボロール

植物について

インディアンサンダルウッドは古くから宗教と深い結びつきがあり、お香として瞑想や宗教儀式に用いられてきました。代用されるオーストラリアンサンダルウッドは、植物起源が異なるビャクダン属の別種です。いずれも半寄生植物で、ほかの植物の根に寄生して生育します。

精油について

ミルキーな甘さのあるウッディ調の香りです。

» Health

咳や気管支炎、胃炎などによいとされ、古くから活用されてきました。また、鎮静作用をもつ精油として知られ、不安感や抑うつの症状にも用いられてきました。

» Beauty

抗炎症、穏やかな収れん作用があるとして、古くから湿布法などで使われてきました。また、その高貴な香りから、香料として多くの高級フレグランスに配合されています。

【 研究データ 】

メラニンを生成する酵素チロシナーゼに対するサンダルウッド精油の活性阻害作用を調べたところ、サンダルウッド精油にチロシナーゼの活性阻害作用がみられ、スキンケアに効果的である可能性が示唆されました。

Misra BB, Dey S (2013) TLC-bioautographic evaluation of in vitro anti-tyrosinase and anti-cholinesterase potentials of sandalwood oil. *Nat Prod Commun* 8(2):253-256.

» How to use

1級

【 キク科 】

German Chamomile
ジャーマンカモミール

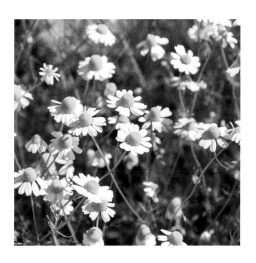

植物について

世界各地で観賞用やハーブとして栽培されています。花は、甘くフルーティでリンゴのような香りをもち、ハーブティーとして世界中で広く愛好されています。ローマンカモミールと同じキク科ですが、ジャーマンカモミールは一・二年草です。

精油について

カマズレンという成分を含むため、精油は濃い青色が特徴です。この成分は生の花には存在せず、花を蒸留して精油を得る過程で作られます。

» Health

ジャーマンカモミール精油は、痒みなどをやわらげる働きがあるとして、用いられてきました。

【 研究データ 】

ジャーマンカモミール精油に含まれるカマズレンの性質を分析したところ、抗酸化物質として知られる α-トコフェロールなどを上回る抗酸化作用が確認されました。

Capuzzo A, et al. (2014) Antioxidant and radical scavenging activities of chamazulene. *Nat Prod Res* 28(24):2321-2323.

※ローマンカモミールはP127参照。

Botanical Data　植物データ

［原料植物名］　ジャーマンカモミール
［別名］　カミツレ
［科名］　キク科
［学名］　*Matricaria chamomilla*
　　　　（*Matricaria recutita*）
［主な産地］　イギリス、エジプト、ドイツ、ハンガリー

Essential Oil Data　精油データ

［主な抽出部位］　花
［精油抽出法］　水蒸気蒸留法
［成分の一例］　ビサボロール誘導体／ファルネセン／カマズレン

» How to use

【 モクセイ科 】

Jasmine
ジャスミン（アブソリュート）

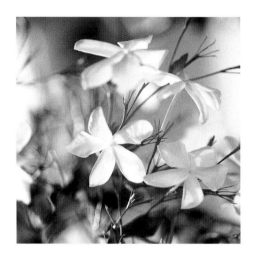

Botanical Data　植物データ

［原料植物名］　ロイヤルジャスミン
［別名］　オオバナソケイ
［科名］　モクセイ科
［学名］　*Jasminum grandiflorum*
［主な産地］　インド、エジプト、フランス、中国

Essential Oil Data　精油データ

［主な抽出部位］　花
［精油抽出法］　揮発性有機溶剤抽出法
［成分の一例］　酢酸ベンジル／フィトール／酢酸フィチル／cis-ジャスモン／ジャスミンラクトン

植物について

ジャスミンの名がつく植物は世界中にたくさんありますが、精油を得るのは一部の種類です。ジャスミンティーの香りづけに使用されるアラビアジャスミン（マツリカ：茉莉花）は、このジャスミンとは異なります。

精油について

フローラルな香気をもち、香水などによく用いられます。cis-ジャスモンという成分が深みのある甘さやコク、ややスパイシー感のある香りを作り上げています。たくさんの花からわずかな量しかとれない貴重な精油です。また、コモンジャスミンから採れるものもあります。

» Health

気持ちを楽観的にするといわれています。また、身体を温める作用があるとして、風邪や咳の症状がある際にも使われてきました。

【 研究データ 】

被験者にジャスミン精油の香りを嗅がせて脳の働きを測定したところ、香りを嗅がなかった場合と比べて、脳を興奮状態にする作用がみられました。

鳥居鎮夫著 (1994) 香り選書1 香りの謎（フレグランスジャーナル社), p31-42.

 皮膚刺激

» How to use

【 ヒノキ科 】

Juniper Berry
ジュニパーベリー

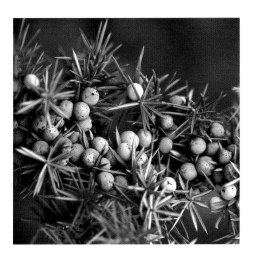

植物について

北半球の乾燥した丘陵地帯に育つ常緑の針葉樹です。地理的な相違により変異しやすく、多くの栽培品種があります。球果は松脂に似た苦みのある香気があり、古くから洋酒のジンの香りづけに用いられてきたことで有名です。

精油について

森林を思わせるスーッとしたさわやかな香りのα-ピネン（アルファ）と、ウッディ感のあるミルセンという成分が香りを特徴づけています。

» Health

1分間のジュニパーベリー精油の芳香浴後、まず副交感神経が活性化し、その後交感神経が活性化したという報告があります。気分転換やリフレッシュをしたいときに香らせてみましょう。

» Beauty

収れん作用が期待できるので、オイリー肌のスキンケアに取り入れてみるのもよいでしょう。また、古くから発汗作用や浄化作用があるとされています。すっきりしたいとき、沐浴法に使ってみましょう。

Botanical Data　植物データ

［原料植物名］　コモンジュニパー
［別名］　セイヨウネズ
［科名］　ヒノキ科
［学名］　*Juniperus communis*
［主な産地］　アルバニア、インド、フランス、ブルガリア

Essential Oil Data　精油データ

［主な抽出部位］　球果
［精油抽出法］　水蒸気蒸留法
［成分の一例］　α-ピネン（アルファ）／サビネン／ミルセン／テルピネン-4-オール／カンフェン

【 研究データ 】

ジュニパーベリー精油の抗微生物活性を調査したところ、カンジダ菌、アシネトバクター菌、MRSAの増殖を抑制することが確認されました。

Filipowicz N, et al. (2003) Antibacterial and antifungal activity of juniper berry oil and its selected components. *Phytother Res* 17(3):227-231.

» How to use

【 ミカン科 】

Sweet Orange
スイートオレンジ

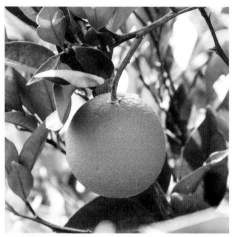

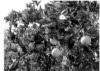

Botanical Data 植物データ

［原料植物名］ スイートオレンジ
［別名］ アマダイダイ
［科名］ ミカン科
［学名］ *Citrus sinensis*
［主な産地］ アメリカ、イタリア、コスタリカ、
ブラジル

Essential Oil Data 精油データ

［主な抽出部位］ 果皮
［精油抽出法］ 圧搾法
［成分の一例］ リモネン／リナロール／シトラール
／デカナール／オクタナール

植物について

インドのアッサム地方が原産とされ、亜熱帯から温帯の地域で広く栽培されています。ペストの流行したヨーロッパでは、オレンジの果実にクローブをさしてスパイスをまぶした魔よけの香り「オレンジ・ポマンダー」を作る風習がありました。

精油について

精油は果皮の外側にみられる小さな粒々の中に入っています。みずみずしいスイートオレンジの香りは、かんきつらしさを醸し出すリモネンをはじめ、含有量は少ないですが、ジューシーな甘い香りのオクタナールという成分などで特徴づけられています。

» Health

就眠前・就寝中のスイートオレンジ精油の芳香浴により、眠る前のリラックスを誘うとともに、すっきりした目覚めを得られたという報告があります。寝室に取り入れてみましょう。

» Beauty

肌をなめらかに整えたいときに。かんきつですが光毒性がなく、使いやすい精油です。

【 研究データ 】

小学生38名を対象に、スイートオレンジ精油を嗅いでから百ます計算を行ったところ、水だけを嗅いだ場合に比べて計算ミスが減少する傾向がありました。また、「やる気がある」「きびきびしている」など、気分にもよい影響がみられました。

熊谷千津, 永山香織 (2015) 小学生の計算力と気分に与える精油の影響. アロマテラピー学雑誌16(1):7-14.

» How to use

1級

【 シソ科 】

Sweet Marjoram
スイートマージョラム

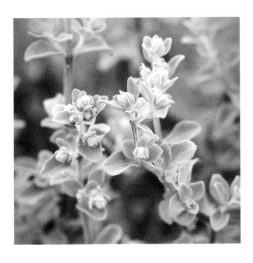

植物について

地中海沿岸原産の多年草の植物です。「マージョラム」という名前は、ラテン語の「major（より大きい・重要な）」に由来しているなど、諸説あります。

精油について

すっきりとしたハーバル感の中にもかすかに甘みを感じる香りです。その温かみのある香りは、ギリシャの愛の女神アフロディテから与えられたと言い伝えられています。

» Health

ストレスによって起こる免疫力の低下、心拍数・血圧の上昇が、スイートマージョラム精油の香りを嗅いだ後に回復したという報告があります。

» Beauty

古くから、身体を温める作用があるといわれています。冷えによる肌のくすみやむくみが気になるときは、スイートマージョラム精油の香りとともにゆっくり入浴してみましょう。

Botanical Data　植物データ

[原料植物名] スイートマージョラム
[別名] マヨラナ
[科名] シソ科
[学名] *Origanum majorana*
[主な産地] エジプト、スペイン、チュニジア、フランス

Essential Oil Data　精油データ

[主な抽出部位] 葉
[精油抽出法] 水蒸気蒸留法
[成分の一例] テルピネン-4-オール／γ(ガンマ)-テルピネン／p(パラ)-シメン／サビネン

【 研究データ 】

夜勤を行う看護師50人が、スイートマージョラム精油を用いたアロマトリートメントを受けたところ、休息のみの場合と比べて、睡眠の質や睡眠障害などが改善しました。

Chang YY, et al. (2017) The effects of aromatherapy massage on sleep quality of nurses on monthly rotating night shifts. *Evid Based Complement Alternat Med* 3861273:1-8.

» How to use

2級 **1級**

【 フウロソウ科 】

Geranium

ゼラニウム

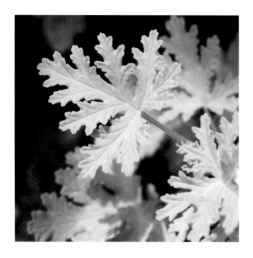

Botanical Data 植物データ

[原料植物名] ローズゼラニウム
[科名] フウロソウ科
[学名] *Pelargonium graveolens*
[主な産地] エジプト、フランス、モロッコ、レ
ユニオン島（フランス領）

Essential Oil Data 精油データ

[主な抽出部位] 葉
[精油抽出法] 水蒸気蒸留法
[成分の一例] シトロネロール／ゲラニオール／
メントン／リナロール／ローズオキサイド

植物について

多年草の植物で、17世紀初頭、南アフリカから
ヨーロッパに持ち込まれ、フランスで栽培、19
世紀後半にインド洋のレユニオン島へ渡りまし
た。ゼラニウムのうち、香りのよいものはセン
テッドゼラニウム（ニオイゼラニウム）と呼ば
れ、非常に多くの品種がありますが、精油が得
られるものはその一部です。

精油について

ローズオキサイドという成分を含み、ややロー
ズ調のグリーン感のあるフローラルな香りがし
ます。

» Health

ゼラニウム精油の香りで、唾液中の女性ホルモン（エ
ストロゲン）濃度が有意に上昇したという報告があり
ます。女性特有の悩みへの活用が期待できます。

» Beauty

香料や皮膚コンディショニング剤として化粧品に用い
られています。

【 研究データ 】

急性心筋梗塞患者80名を対象に、酸素マスク
の内側にゼラニウム精油の香りをつけ、1日
20分間、2日間吸入したところ、香りなしの
場合に比べて不安スコアが有意に低下しました。

Shirzadegan R, et al. (2017) Effects of geranium aroma on
anxiety among patients with acute myocardial infarction: a
triple blind randomized clinical trial. *Complement Ther Clin
Pract* 29:201-206.

» How to use

【 フトモモ科 】

Tea Tree
ティートリー

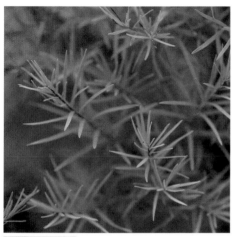

Botanical Data 　植物データ

[原料植物名] ティートリー

[科名] フトモモ科

[学名] *Melaleuca alternifolia*

[主な産地] オーストラリア

Essential Oil Data 　精油データ

[主な抽出部位] 葉

[精油抽出法] 水蒸気蒸留法

[成分の一例] テルピネン-4-オール／γ-テルピ
ネン／テルピネオール／1,8-シネオール

植物について

オーストラリアの先住民族であるアボリジニの
間でお茶として飲まれていた植物の一種だった
ため、ティートリー（お茶の木）と呼ばれるよ
うになったといわれています。アボリジニの伝
統的な治療薬としても古くから利用されてきま
した。

精油について

スーッとしたナツメグやライムのようなさわや
かな香りのテルピネン-4-オールと、ライラッ
クの花やライムを想起させるテルピネオールと
いう成分が香りを特徴づけています。

» Health

水虫の原因菌や、浴室などの黒カビに対する高い制菌
作用が認められたという報告があります。アロマスプ
レーを作っておけば、フットケアからお掃除まで広く
活用できます。

【 研究データ 】

軽～中等度のニキビ患者60名を対象に、ティ
ートリー精油を希釈したジェルを1日2回45
日間塗布したところ、ジェルのみの場合と比べ
て有意にニキビ数が減少しました。

Enshaieh S, et al. (2007) The efficacy of 5% topical tea tree oil
gel in mild to moderate acne vulgaris: a randomized, dou-
ble-blind placebo-controlled study. *Indian J Dermatol Vene-
reol Leprol* 73(1):22-25.

⚠ 皮膚刺激

» How to use

1級

【 ミカン科 】

Neroli
ネロリ

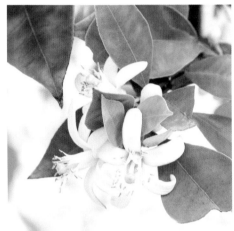

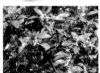

Botanical Data 植物データ

[原料植物名] ビターオレンジ
[別名] ダイダイ
[科名] ミカン科
[学名] *Citrus x aurantium*
[主な産地] イタリア、チュニジア、フランス、モロッコ

Essential Oil Data 精油データ

[主な抽出部位] 花
[精油抽出法] 水蒸気蒸留法
[成分の一例] リナロール／リモネン／酢酸リナリル／ネロリドール／ゲラニオール／ネロール

植物について

ネロリ精油は花から得られますが、葉や果実からも精油が得られます。葉や小枝などから得られた精油はプチグレンと呼ばれ、古くから幅広く使われてきた精油のひとつです。

精油について

イタリアのネロラ公国の公妃が愛用し、それが流行したことから「ネロリ」と呼ばれるようになりました。かんきつのさわやかさをもつ甘いフローラルな香りです。

» Health

セルフハンドトリートメント後、燃え尽き症候群や不安感が軽減したという報告があります。意欲がわかないときや自信がもてないときに、取り入れてみましょう。

» Beauty

ネロリ精油の香りを嗅ぐことによって、ストレスで低下した皮膚温度が上昇したという報告があります。皮膚温度の低下による乾燥肌におすすめです。

【 研究データ 】

閉経後の女性を対象に、1日2回、5日間にわたってネロリ精油の芳香浴を行ったところ、香りなしの場合に比べて更年期スコアが改善し、血圧が低下しました。

Choi SY, et al. (2014) Effects of inhalation of essential oil of *Citrus aurantium* L. var. *amara* on menopausal symptoms, stress, and estrogen in postmenopausal women: a randomized controlled trial. *Evid Based Complement Alternat Med* 796518:1-7.

» How to use

1級

【 シソ科 】

Patchouli

パチュリ

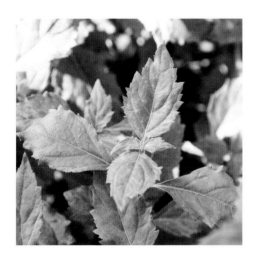

Botanical Data　植物データ

[原料植物名]　パチュリ

[別名]　パチョリ

[科名]　シソ科

[学名]　*Pogostemon cablin*
　　　　（*Pogostemon patchouli*）

[主な産地]　インド、インドネシア、スリランカ

Essential Oil Data　精油データ

[主な抽出部位]　葉

[精油抽出法]　水蒸気蒸留法

[成分の一例]　パチュリアルコール／パチュレン／
β-カリオフィレン／ノルパチュレノール

植物について

インドネシアおよびフィリピンなど熱帯アジアが原産の多年草です。茎は頑丈で有毛、成長すると1mほどの高さになります。カシミール地方では、衣類の虫よけとして、パチュリを布地の間に挟んで愛用しました。

精油について

パチュリアルコールやノルパチュレノールという成分が、特有の土臭く甘いウッディ調の香りをつくっています。揮発しにくい性質から、香りを長くとどめるための保留剤として用いられます。

» Health

古くから頭痛や風邪のケアに用いられてきました。また、不安な気持ちをやわらげるのを助けてくれるといわれています。

» Beauty

香料として広く使われており、特にエキゾチックな香りのフレグランスに多く用いられています。また、収れん作用、抗炎症作用が期待できることからスキンケア商品に配合されることも。

【 研究データ 】

パチュリ精油やその抽出成分がダニの殺虫に有用であることが示唆されました。

Wu HQ, et al. (2012) Acaricidal activity of DHEMH, derived from patchouli oil, against house dust mite, *Dermatophagoides farinae. Chem Pharm Bull* 60(2):178 182.

» How to use

【1級】

【 コショウ科 】

Black Pepper
ブラックペッパー

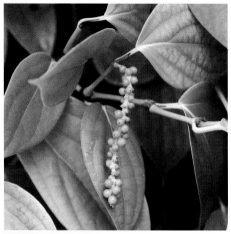

Botanical Data 植物データ

［原料植物名］　コショウ
［別名］　ペッパー
［科名］　コショウ科
［学名］　*Piper nigrum*
［主な産地］　インド、スリランカ、マダガスカル

Essential Oil Data 精油データ

［主な抽出部位］　果実
［精油抽出法］　水蒸気蒸留法
［成分の一例］　β-カリオフィレン／リモネン／α-ピネン／β-ピネン／β-ファルネセン

植物について

インド南部から南東部の海岸地方原産のつる性植物。完全に熟す前のコショウの果実を乾燥させたブラックペッパーは、古くからスパイスとして使われてきました。中世ヨーロッパでは金と同等の価値があり、その需要が増えたことが大航海時代をもたらしたともいわれています。

精油について

β-ピネンという成分の、やや苦みのあるさわやかなかんきつ系の香りが特徴です。

» Health

消化を促す作用や、血行をよくする作用があるといわれています。食べ過ぎて胃が重いときや冷えが気になるときなどに、香らせてみましょう。

---【 研究データ 】---

脳卒中後の高齢者105名を対象に、朝昼晩の毎食前に1分間ブラックペッパー精油の香り刺激を与えたところ、香り刺激前と比べて1カ月後に1分間の嚥下回数が0.4回から3.7回に有意に増加。また、嚥下が開始されるまでの時間は17.6秒から4.4秒に短縮されました。

Ebihara T, et al. (2006) A randomized trial of olfactory stimulation using black pepper oil in older people with swallowing dysfunction. *J Am Geriatr Soc* 54(9):1401-1406.

⚠ 皮膚刺激

» How to use

【 カンラン科 】

Frankincense
フランキンセンス

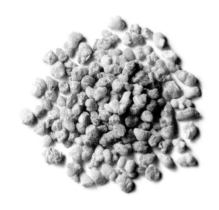

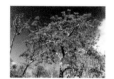

Botanical Data　植物データ

[原料植物名]　ニュウコウジュ
[別名]　ニュウコウノキ
[科名]　カンラン科
[学名]　*Boswellia sacra*（*Boswellia carteri*）
[主な産地]　エチオピア、ケニア、ソマリア

Essential Oil Data　精油データ

[別名]　オリバナム、乳香
[主な抽出部位]　樹脂
[精油抽出法]　水蒸気蒸留法
[成分の一例]　α-ピネン／リモネン／p-シメン

植物について

暑く乾燥した地域に育ちます。幹の表面を傷つけて出る乳白色の樹液は、空気に触れると固まります。『新約聖書』の中で、イエス・キリスト誕生のときに黄金、ミルラとともに捧げられたことで有名です。

精油について

樹脂そのものの香りは弱いですが、香として焚くと独特の強い香りがします。

» Health

古くから呼吸器系のトラブルの際などに使われてきました。咳や痰が気になるとき、蒸気吸入法などで取り入れてみるとよいでしょう。

» Beauty

収れん作用や抗炎症作用、エイジングケア効果があるとされ、古くからスキンケアに重用されてきました。0.5％以下の濃度でスキンケアに取り入れるのもよいでしょう。

【 研究データ 】

Boswellia の精油を調べたところ、フランキンセンス精油は、黄色ブドウ球菌に対する最も強い抗菌作用と、カンジダ菌に対する強い抗真菌作用が示唆されました。

Camarda L, et al. (2007) Chemical composition and antimicrobial activity of some oleogum resin essential oils from *Boswellia* spp. (Burseraceae). *Ann Chim* 97(9):837-844.

» How to use

【1級】

【 イネ科 】

Vetiver
ベチバー

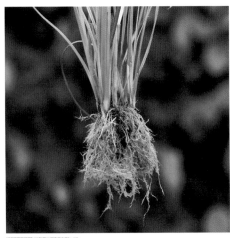

Botanical Data 植物データ

[原料植物名] ベチバー

[別名] カスカスガヤ

[科名] イネ科

[学名] *Chrysopogon zizanioides*
（*Vetiveria zizanioides*）

[主な産地] インドネシア、スリランカ、ハイチ、マダガスカル

Essential Oil Data 精油データ

[主な抽出部位] 根

[精油抽出法] 水蒸気蒸留法

[成分の一例] クシモール／ベチボン／ベチベロール

植物について

草丈は高さ2mほどになります。根は網状に地下深く張るため、田や畑のあぜなどの土止めに植えられてきました。ジャワ島などでは、根が織物として扇や敷物に用いられるほか、涼風と香りを呼び込むすだれなどとして楽しまれてきました。

精油について

落ち着きのあるウッディ調の香りで、ベチベロールという成分が特有の土臭さを特徴づけています。

» Daily Life

ベチバー精油が、チャバネゴキブリとクロゴキブリに対して強い忌避作用を示したという報告があります。キッチンなど水回りの害虫対策として、アロマストーンなどに含ませて置いておくのもよいでしょう。

---【 研究データ 】---

ベチバー精油を細胞に使用した実験では、酵素活性やサイトカインの産生の調節を通じ、マクロファージの炎症反応を抑制することが確認されました。

Chou ST, et al. (2012) Study of the chemical composition, antioxidant activity and anti-inflammatory activity of essential oil from *Vetiveria zizanioides*. *Food Chem* 134(1):262-268.

» How to use

精油のプロフィール

2級　1級

【 シソ科 】

Peppermint
ペパーミント

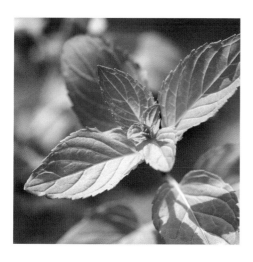

Botanical Data　植物データ

[原料植物名]　ペパーミント
[別名]　セイヨウハッカ
[科名]　シソ科
[学名]　*Mentha* x *piperita*
[主な産地]　アメリカ、インド、中国

Essential Oil Data　精油データ

[主な抽出部位]　葉
[精油抽出法]　水蒸気蒸留法
[成分の一例]　*l*-メントール／メントン／酢酸メンチル／1,8-シネオール／イソメントン

植物について

多年草。学名の「*piperita*」は「コショウのような」という意味をもちます。ミント属は非常に変異を起こしやすく、たくさんの品種が存在します。ペパーミントはウォーターミントとスペアミントの自然交配から生じたとされています。

精油について

清々しくクールなミント特有の香りをもつ *l*-メントールという成分を含み、その清涼感から、食品、医薬品、化粧品などさまざまな用途に使用されています。

» Health

頭痛を緩和したという報告があります。植物油で0.5％以下に希釈し、額やこめかみに塗布するとよいでしょう。また、体感温度を下げたという報告もあり、暑さ対策にも。

» Beauty

抗菌作用が期待できます。汗や皮脂が気になるとき、0.5％以下の濃度で作った化粧水をコットンに含ませ、目の周りを避け、顔や身体をやさしく拭き取ればすっきり。

【 研究データ 】

英国の大学生20名を対象に、ペパーミント精油を一定時間吸入させたところ、眠気予防につながる可能性が示唆されました。

Norrish MIK, Dwyer KL (2005) Preliminary investigation of the effect of peppermint oil on an objective measure of daytime sleepiness. *Int J Psychophysiol* 55(3):291-298.

⚠ 皮膚刺激

» How to use

1級

【 ミカン科 】

Bergamot
ベルガモット

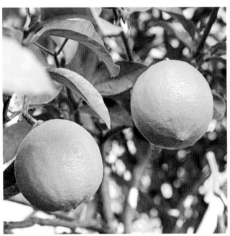

Botanical Data　植物データ

[原料植物名]　ベルガモット
[別名]　ベルガモットオレンジ
[科名]　ミカン科
[学名]　*Citrus bergamia*
[主な産地]　イタリア

Essential Oil Data　精油データ

[主な抽出部位]　果皮
[精油抽出法]　圧搾法
[成分の一例]　リモネン／酢酸リナリル／リナロール／ベルガプテン／ベルガモテン

植物について

イタリア南部のカラブリア地方が主な産地です。果汁や果肉はほとんど利用されず、果皮から香料を得るために栽培されています。紅茶のアールグレイの香りづけに使用される香料としても有名です。

精油について

さわやかでややグリーンな印象のかんきつ系の香り。精油は古くから化粧品や食用として使われ、17世紀末に誕生した「ケルンの水」の主要原料だったといわれます。精油成分にフロクマリン類（ベルガプテン）が含まれており、光毒性をもつため注意が必要です。

» Health

ベルガモット精油のアロマトリートメントにより、睡眠の質向上の可能性が示唆されたという報告があります。入浴後の保湿ケアを兼ねて、セルフトリートメントをしてみましょう。

» Beauty

香料としてフレグランスや化粧品に配合されています。また、湿疹などの消炎にも用いられています。ただし、圧搾法で得た精油は光毒性があり、肌に使う際は注意が必要です。

【 研究データ 】

42名の健康な女性が、ベルガモット精油の芳香浴を行ったところ、香りなしの場合に比べて、混乱の軽減、活気の増加、精神的疲労の低下などがみられました。

渡辺映理, 他 (2013) ベルガモット精油による芳香浴の自律神経系および情動に及ぼす影響. Aroma Research 14(2):150-154.

⚠ 光毒性

» How to use

【 エゴノキ科 】

Benzoin

ベンゾイン（レジノイド）

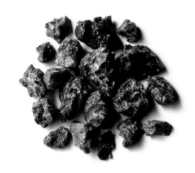

植物について

東南アジア原産で熱帯林に生育する高木です。樹皮に切り込みを入れると、その傷口から粘性のある樹脂が出て固まり、採集できます。

精油について

バニリンという成分が含まれ、バニラのような甘い香りがします。シャムアンソクコウノキから採れるものもあります。

» Health

咳、気管支炎をはじめ呼吸器系のトラブルに使用されてきました。喉の調子が気になるときなどに、空気中に香らせてみるとよいでしょう。

» Beauty

肌の抗炎症作用があるとされています。また、香りの保留剤として、ローズやサンダルウッドなどとブレンドして使われます。

【 研究データ 】

インドネシア産のアンソクコウノキとラオス産のシャムアンソクコウノキ2種の揮発成分を分析したところ、ともにバニリンや安息香酸ベンジルを含んでいた一方、スマトラ安息香ではケイヒ酸が、シャム安息香では安息香酸が最も多い結果となりました。

Burger P, et al. (2016) New insights in the chemical composition of benzoin balsams. *Food Chem* 210:613-622.

Botanical Data　植物データ

［原料植物名］　アンソクコウノキ
［別名］　アンソクコウジュ
［科名］　エゴノキ科
［学名］　*Styrax benzoin*
［主な産地］　インドネシア、タイ

Essential Oil Data　精油データ

［別名］　安息香
［主な抽出部位］　樹脂
［精油抽出法］　揮発性有機溶剤抽出法
［成分の一例］　安息香酸エステル類／桂皮酸エステル類／バニリン

» How to use

1級

【 カンラン科 】

Myrrh
ミルラ

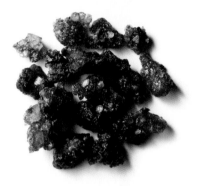

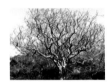

植物について

樹皮に生じた傷からにじみ出る樹液は、はじめは黄色で空気に触れると赤褐色に固まり樹脂となります。『新約聖書』の中で、イエス・キリストにフランキンセンス、黄金とともに捧げられたことでよく知られています。

精油について

独特の辛みや苦みを伴ったウッディな香りは、かつては歯磨き剤などの香りづけとしても使われていました。

» Health

呼吸器系や胃腸のトラブルに古くから使われてきました。喉やお腹の調子が気になるときなどに、蒸気吸入法や腹部へのトリートメント法などで取り入れてみるとよいでしょう。

» Beauty

抗炎症作用があるといわれています。また、肌を保護する作用やエイジングケア効果があるとして、古くからスキンケアに用いられてきました。

Botanical Data 植物データ

[原料植物名] モツヤクノキ
[別名] モツヤクジュ、ミルラノキ
[科名] カンラン科
[学名] *Commiphora myrrha*
　　　　（*Commiphora molmol*）
[主な産地] インド、エチオピア、ソマリア

Essential Oil Data 精油データ

[別名] マー、没薬
[主な抽出部位] 樹脂
[精油抽出法] 水蒸気蒸留法
[成分の一例] エレメン／α-ピネン／リモネン

【 研究データ 】

ミルラ精油を加えたクリームを塗布した後の肌から皮脂を採取し、紫外線照射して酸化を促したところ、ミルラ精油に抗酸化作用があることが示唆されました。

Auffray B (2007) Protection against singlet oxygen, the main actor of sebum squalene peroxidation during sun exposure, using Commiphora myrrha essential oil. *Int J Cosmet Sci* 29(1):23-29.

» How to use

【 シソ科 】

Melissa
メリッサ

1級

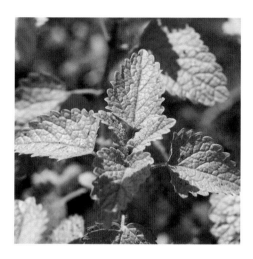

Botanical Data 植物データ

［原料植物名］　メリッサ
［別名］　レモンバーム、セイヨウヤマハッカ
［科名］　シソ科
［学名］　*Melissa officinalis*
［主な産地］　アメリカ、イギリス、イタリア、フランス

Essential Oil Data 精油データ

［主な抽出部位］　葉
［精油抽出法］　水蒸気蒸留法
［成分の一例］　シトラール／β-カリオフィレン／シトロネラール／ゲラニオール／リナロール

植物について

地中海沿岸原産の多年草です。冬になると地上部は枯れてしまいますが、土の中に残っている根から翌春また新芽が出て、夏になると高さ60cmほどに成長します。ミツバチが好むことから、学名の「Melissa」はギリシャ語の「ミツバチ」に由来しています。

精油について

さわやかでややハーバル感のあるレモン様の香りです。たくさんの葉からわずかな量しか採れない貴重な精油です。

» Health

優れた抗菌作用があるとされ、風邪を引きやすい季節などに芳香浴をするのもよいでしょう。

─── 【 研究データ 】 ───

単純ヘルペスウイルス1型・2型を培養した細胞にメリッサ精油を添加したところ、精油なしの場合と比較して、1型は0.0004％、2型は0.00008％濃度でウイルス感染を50％阻止しました。

Schnitzler P, et al. (2008) *Melissa officinalis* oil affects infectivity of enveloped herpesviruses. *Phytomedicine* 15(9):734-740.

⚠ 皮膚刺激

» How to use

2級 1級

【 フトモモ科 】

Eucalyptus
ユーカリ

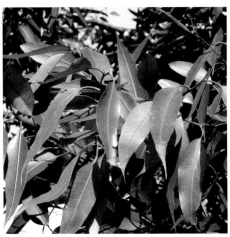

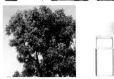

Botanical Data 植物データ

[原料植物名] ユーカリ・グロブルス
[科名] フトモモ科
[学名] *Eucalyptus globulus*
[主な産地] オーストラリア、スペイン、中国、
ポルトガル

Essential Oil Data 精油データ

[別名] ユーカリプタス
[主な抽出部位] 葉
[精油抽出法] 水蒸気蒸留法
[成分の一例] 1,8-シネオール／α-ピネン／リモ
ネン

植物について

生育が速く、通常50〜60m、中には100mを
超えるものも。種類が非常に多い植物ですが、
精油を得られるのはほんの一部。*globulus*種は、
オーストラリア原産のユーカリの中で代表的な
種です。

精油について

主な成分である1,8-シネオールは別名「ユーカ
リプトール」とも呼ばれ、清涼感のある香りで
化粧品や食品香料として広く用いられています。
ユーカリ・グロブルス以外にも、ユーカリ・ラ
ディアータなどさまざまな種類があります。

» Health

ユーカリ精油の蒸気吸入により、鼻づまりが有意に軽
減したという報告があります。花粉症や風邪の時季に
体調をサポートしてくれるでしょう。また、筋肉痛や
神経痛にも用いられてきました。皮膚刺激があるので
肌の弱い方は注意してください。

―――― 【 研究データ 】 ――――

8種の菌と2種のウイルスを培養した細胞にユ
ーカリ精油を添加したところ、呼吸器や中耳に
感染する細菌や、髄膜炎や肺炎の原因となる細
菌など、いくつかの細菌やウイルスへの活性を
抑制する作用がみられました。

Cermelli C, et al. (2008) effect of Eucalyptus essential oil on
respiratory bacteria and viruses. *Curr Micribiol* 56(1):89-92.

⚠ 皮膚刺激

» How to use

【 2級 】【 1級 】

【 シソ科 】

Lavender
ラベンダー

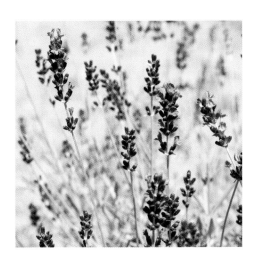

植物について

学名の「*Lavandula*」はラテン語の「lavo（洗う）」や「lividus（青みがかった鉛色）」に由来するといわれています。品種改良が盛んに行われ、交配品種も生じやすいため、多くの品種があります。

精油について

さまざまな用途で広く使われ、なじみ深い香りのひとつ。フレッシュでややフルーティ感のある酢酸リナリルや、さわやかでフローラル感のあるリナロールという成分などが香りを特徴づけています。精油には真正ラベンダー以外にもスパイクラベンダーやラバンジン、ストエカスラベンダーなどがあり、それぞれ成分が異なります。

» Health

睡眠中の芳香浴により、質のよい睡眠とすっきりした目覚めを得られたとの報告があります。また、トリートメントにより、ストレスをやわらげ、免疫力を高める作用も期待できます。

» Beauty

古くからスキンケアに使われてきました。細胞の活性化や抗炎症作用も期待できます。化粧水やクリームを作って毎日のお手入れに取り入れてみましょう。

Botanical Data 植物データ

［原料植物名］ 真正ラベンダー
［別名］ トゥルーラベンダー
［科名］ シソ科
［学名］ *Lavandula angustifolia*
　　　　（*Lavandula officinalis*）
［主な産地］ フランス、ブルガリア

Essential Oil Data 精油データ

［主な抽出部位］ 花
［精油抽出法］ 水蒸気蒸留法
［成分の一例］ リナロール／酢酸リナリル／酢酸ラバンジュリル／ラバンジュロール

【 研究データ 】

軽度から中程度の月経前症候群（PMS）をもつ20代女性17名を対象に、ラベンダー精油の香りを10分間吸入させたところ、副交感神経が活性化し、気分の落ち込みが軽減しました。

Matsumoto T, et al. (2013) Does lavender aromatherapy alleviate premenstrual emotional symptoms?: a randomized crossover trial. *Biopsychosoc Med* 7:12.

» How to use

【 ミカン科 】

Lemon

レモン

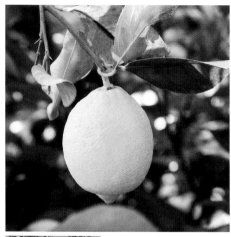

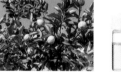

Botanical Data 植物データ

［原料植物名］　レモン
［科名］　ミカン科
［学名］　*Citrus limon*
［主な産地］　アメリカ、アルゼンチン、イタリア、スペイン

Essential Oil Data 精油データ

［主な抽出部位］　果皮
［精油抽出法］　圧搾法
［成分の一例］　リモネン／シトラール／オクタナール／リナロール／デカナール

植物について

インドのヒマラヤ東部山麓、または中国東南部からミャンマー北部あたりが原産とされる高木です。本格的にヨーロッパへ広まったのは12世紀で、十字軍の兵士が持ち帰ったのがきっかけといわれています。

精油について

かんきつ系の香りであるリモネンやシトラールという成分に加え、ややワックス感のあるかんきつの皮のような香りをもつデカナールという成分で特徴づけられています。精油成分にフロクマリン類（ベルガプテン）が含まれており、光毒性があるので注意が必要です。

» Beauty

レモン精油がニキビの原因となるアクネ菌の活性化を抑制したという報告があります。ただし、圧搾法で抽出した精油は光毒性があるので注意してください。

【 研究データ 】

うつ未病期の患者8名がレモン精油の香りを吸入し、SDS（自己評価抑うつ度）での問診によりその影響を調べたところ、短時間で抑うつ感や緊張不安が軽減されました。

今野紀子 (2009) 香りによるうつ未病期のメンタルケア効果 – レモン, ユズ精油の作用 – . Aroma Research 10(3): 260-263.

⚠ 光毒性

» How to use

【 イネ科 】

Lemongrass
レモングラス

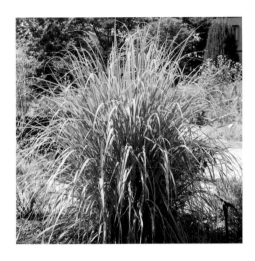

精油のプロフィール

植物について

インド原産の多年草で、熱帯・亜熱帯地方で多く栽培され、草丈は1.5mほどに成長します。寒さには弱いものの、日本の気候に合い、育てやすいハーブのひとつです。

精油について

ジンジャーとレモンの香りを混ぜたような、鮮烈で力強い香りがします。シトラールやメチルヘプテノンという成分がレモンのような香りを特徴づけています。また、西インドレモングラスから採れるものもあります。

» Health

運動をする人がレモングラス精油でセルフトリートメントを行ったところ、精油なしの場合に比べて、「軽い」感覚を覚え、「関節の動き」や「集中力」が高まったという報告があります。

【 研究データ 】

黄色ブドウ球菌に対する精油の影響をディスク拡散法および比色分析で調べたところ、レモングラス精油に最も高い抗菌および抗バイオフィルム活性がみられました。

Adukwu E.C. et al. (2012) The anti-biofilm activity of lemongrass (*Cymbopogon flexuosus*) and grapefruit (*Citrus paradisi*) essential oils against five strains of Staphylococcus aureus. *J Appl Microbiol* 113(5):1217-1227.

Botanical Data 植物データ

［原料植物名］ 東インドレモングラス
［科名］ イネ科
［学名］ *Cymbopogon flexuosus*
［主な産地］ インド

Essential Oil Data 精油データ

［主な抽出部位］ 葉
［精油抽出法］ 水蒸気蒸留法
［成分の一例］ シトラール／ゲラニオール／メチルヘプテノン

» How to use

【 2級 】【 1級 】

【 バラ科 】

Rose
ローズ（アブソリュート）

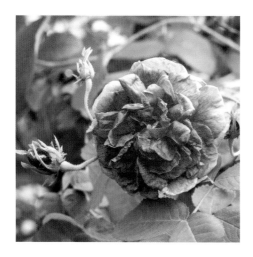

Botanical Data　植物データ

［原料植物名］　キャベジローズ
［別名］　ロサ・ケンティフォリア
［科名］　バラ科
［学名］　*Rosa centifolia*
［主な産地］　トルコ、フランス、ブルガリア、モロッコ

Essential Oil Data　精油データ

［主な抽出部位］　花
［精油抽出法］　揮発性有機溶剤抽出法
［成分の一例］　フェニルエチルアルコール／シトロネロール／ゲラニオール／ネロール／ローズオキサイド

植物について

ロサ・ガリカ（*R.gallica*）とロサ・モスカータ（*R.moschata*）などの交配種です。花は開花直前、芳香成分が揮発する前の早朝に、ひとつずつ手で丁寧に摘み取ります。

精油について

たくさんの花からわずかな量しかとれない貴重な精油です。ローズオットーに比べフローラルな甘さが強く、香りが長く残ります。また、ダマスクローズから採れるものもあります。少量しか含まれていない成分ですが、ローズオキサイドという成分がグリーンでフレッシュな印象と、フローラルな香りを作り上げています。

» Beauty

香料としてフレグランスに使われています。

┌─── 【 研究データ 】 ───┐

男女18名に対してローズ精油などに含まれるフェニルエチルアルコールを使用して、香り刺激が記憶の固定に影響を与えるかどうかを調べたところ、睡眠時に香りを与えた場合、与えなかった場合と比べて、前日に学習した内容を記憶していた割合が高いという結果が得られました。

Rasch B, et al. (2007) Odor cues during slow-wave sleep prompt declarative memory consolidation. *Science* 315(5817):1426-1429.

» How to use

2級 **1級**

【 バラ科 】

Rose Otto
ローズオットー

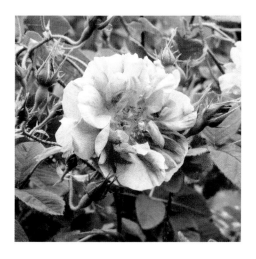

植物について

ダマスクローズの産地として有名なブルガリアでは、バラの畑はバルカン山脈の南側に集まり、その一帯は「バラの谷」と呼ばれています。

精油について

抽出方法の違いにより、ローズ（アブソリュート）とは抽出される成分の比率や香りの質が異なります。アブソリュートに比べ、香り立ちが華やかで、ややフルーティ感があります。また、精油は低温で固まる性質をもっています。たくさんの花からわずかな量しかとれない貴重な精油です。

» Health

ローズオットー精油の香りで、唾液中の女性ホルモン（エストロゲン）濃度が有意に上昇したという報告があり、女性特有の悩みへの活用が期待されています。

» Beauty

コラーゲン産生促進などの作用が示唆されたという報告があり、スキンケアに役立ちます。

【 研究データ 】

女子大学生が、ローズオットー精油の香りをまとって生活したところ、香りのないグループと比較して、実施前よりも実施後の顔写真のほうが魅力的と評価されました。

熊谷千津, 他 (2018) 精油の香りを纏うライフスタイルが女子大学生の魅力に与える影響. アロマテラピー学雑誌 19(2):10-21.

Botanical Data 植物データ

［原料植物名］ ダマスクローズ
［別名］ ロサ・ダマスケナ
［科名］ バラ科
［学名］ *Rosa x damascena*
［主な産地］ イラン、トルコ、ブルガリア、モロッコ

Essential Oil Data 精油データ

［主な抽出部位］ 花
［精油抽出法］ 水蒸気蒸留法
［成分の一例］ シトロネロール／ゲラニオール／ネロール／フェニルエチルアルコール／ローズオキサイド

» How to use

【 2級 】【 1級 】

【 シソ科 】

Rosemary
ローズマリー

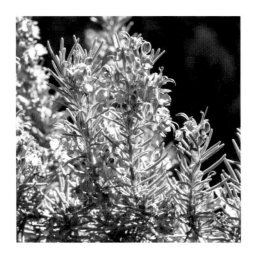

Botanical Data 植物データ

［原料植物名］ ローズマリー
［別名］ マンネンロウ
［科名］ シソ科
［学名］ *Rosmarinus officinalis*
［主な産地］ スペイン、チュニジア、フランス、モロッコ

Essential Oil Data 精油データ

［主な抽出部位］ 葉
［精油抽出法］ 水蒸気蒸留法
［成分の一例］ 1,8-シネオール／ボルネオール／カンファー／ベルベノン／酢酸ボルニル

植物について

学名の「*Rosmarinus*」は、ラテン語で「海のしずく」を意味します。「聖母マリアが、青いマントを白い花が咲くローズマリーの木にかけたところ、花が青色に変わったことから、この木を"マリアのバラ"と呼ぶようになった」という伝説もあります。

精油について

清涼感のあるスーッとした香りのカンファーと、やや甘さのある樟脳に似た香りをもつボルネオールという成分が香りを特徴づけています。数種のケモタイプ※がみられる精油のひとつです。
※ケモタイプ　P16参照。

» Health

ローズマリー精油の香りを嗅いで精神的疲労が回復したという報告があります。また、作業効率を高めるという報告も。頭をクリアにしたいときなどに香らせてみましょう。

» Beauty

肌を清潔に保つ作用があるとして、スキントニックなどに用いられてきました。また、頭皮のケアにも古くから使われています。

【 研究データ 】

20名の男女を対象に、ローズマリー精油を香らせた小部屋で計算などの試験を行ったところ、速度や精度に対するよい影響が示唆されました。

Moss M, Oliver L (2012) Plasma 1,8-cineole correlates with cognitive performance following exposure to rosemary essential oil aroma. *Ther Adv Psychopharmacol* 2(3):103–113.

» How to use

1級

【 キク科 】

Roman Chamomile
ローマンカモミール

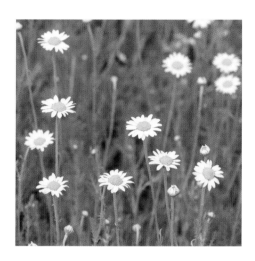

Botanical Data 植物データ

［原料植物名］ ローマンカモミール
［別名］ ローマカミツレ
［科名］ キク科
［学名］ *Chamaemelum nobile*
（*Anthemis nobilis*）
［主な産地］ イギリス、イタリア、ハンガリー、
フランス

Essential Oil Data 精油データ

［主な抽出部位］ 花
［精油抽出法］ 水蒸気蒸留法
［成分の一例］ アンゲリカ酸エステル類／ブチル酸
エステル類

植物について

「カモミール」という名前は、古代ギリシャ人が「カマイメロン（大地のリンゴ）」と呼んでいたことに由来するといわれています。花は一重や八重のものがあるほか、花をつけない品種もあります。ジャーマンカモミールと同じキク科ですが、ローマンカモミールは多年草です。

精油について

リンゴのようなフルーティな青い香りがします。

» Health

水虫の原因菌や、書庫などに発生するカビの原因菌を抑える効果が確認された報告があります。アロマスプレーを作っておけば、フットケアや部屋の空気の清浄などに広く活用できます。

» Beauty

ローマンカモミール精油を希釈したホホバ油でセルフトリートメントを行ったところ、肌のキメが整ったという報告があります。夜のお手入れに加えてみましょう。

【 研究データ 】

ヒト細胞にローマンカモミール精油を添加したところ、何も加えない場合と比較して、添加量に従ってコラーゲンの産生量が増加しました。

熊谷千津, 他 (2014) カモミール・ローマンのコラーゲン合成促進作用. アロマテラピー学雑誌14(1):27-36.

※ジャーマンカモミールはP103参照。

» How to use

精油の成分に注目してみましょう

精油にはさまざまな成分が含まれますが、
複数の精油に共通して含まれるものも多くあります。成分についての知識があると、
アロマテラピーの楽しみ方がさらに広がります。
ここでは、香りや作用に特徴のある代表的な成分をご紹介します。

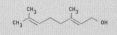

1,8-シネオール

ユーカリやローズマリー、ティートリー、ペパーミント精油などに含まれる成分
で、清涼感のあるミントやハーブを感じさせるような香気をもちます。去痰作用が
あるといわれ、喉の炎症治療など医薬品にも使われています。

ゲラニオール

甘さのあるローズのような香気をもつ成分で、抗炎症作用や抗菌作用に関する報告
があります。ローズやネロリといった花の精油だけでなく、ゼラニウム、メリッサ
精油などにも含まれています。

酢酸リナリル

ネロリやベルガモット、ラベンダー、クラリセージ精油などに含まれる成分で、フ
レッシュでややフルーティな香りです。抗炎症作用があるといわれています。

シトラール

レモン、レモングラス、メリッサ精油などに含まれるフレッシュなレモンのような
香気をもちます。ネラールとゲラニアールの混合物で、皮膚感作性があるため使用
の際は注意が必要です。

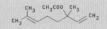

テルピネン-4-オール

ティートリーやスイートマージョラム、ジュニパーベリーなど多くの精油に含まれ
る成分で、スーッとしたナツメグやライムのようなさわやかな香気をもちます。抗
菌作用があるといわれています。

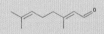

リナロール

さわやかなフローラル感のある香りの成分で、抗菌作用や鎮静作用があるといわれ
ています。スイートオレンジやベルガモット、ラベンダー、イランイラン、ネロ
リ、クラリセージなど、ほとんどのハーブやかんきつ系などの精油に含まれる、香
りとしてとても重要な成分です。

リモネン

みずみずしいかんきつらしさのある香りをもつ成分で、交感神経活性作用や害虫
忌避作用があるといわれています。スイートオレンジやレモン、グレープフルー
ツ、ベルガモットといったかんきつ系の精油の主要成分で、フランキンセンスやミ
ルラ、ブラックペッパーなどにも含まれています。

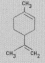

REFERENCES

資料編

アロマテラピー検定　試験概要

最新情報は公式サイトにてご確認ください。

検定の目的	アロマテラピーに関する正しい知識の普及・啓発および その担い手となる人材の育成

試験の概要

実施日	5月・11月（年2回）
受験料	2級／6,600円（税込） 1級／6,600円（税込） 1級・2級併願／13,200円（税込）
受験資格	年齢、経験などの制限はなく、どなたでも受験可能。何級からでも受験可能。
試験方式	インターネット試験（選択解答式） ※ 最新情報はAEAJ公式サイトをご確認ください。

受験から結果通知までの流れ・スケジュール

	申し込み 期間	→	受験方法 の連絡・ 香りテスト 資材の発送	→	試験日・ 結果発表	→	認定証 発送
5月試験：	2月上旬〜3月上旬		4月中旬		5月中旬		6月上旬
11月試験：	8月上旬〜9月上旬		10月中旬		11月上旬		12月上旬

─── 詳細・お申し込み ───

インターネット（クレジットカード、コンビニ支払いなど）

www.aromakankyo.or.jp　アロマテラピー検定　検索

※「AEAJマイページ」への新規登録が必要となります。

試験の内容

内容	2級	1級
出題範囲	・香りテスト 　（香りを嗅いで答える問題） ・アロマテラピーの基本 ・きちんと知りたい、精油のこと ・アロマテラピーの安全性 ・アロマテラピーを実践する ・精油のプロフィール（対象11種類）	・香りテスト 　（香りを嗅いで答える問題） ・アロマテラピーの基本 ・きちんと知りたい、精油のこと ・アロマテラピーの安全性 ・アロマテラピーを実践する ・アロマテラピーのメカニズム ・アロマテラピーとビューティ＆ヘルスケア ・アロマテラピーの歴史をひもとく ・アロマテラピーに関係する法律 ・精油のプロフィール（対象30種類）
香りテストの 対象精油	・スイートオレンジ ・ゼラニウム ・ティートリー ・フランキンセンス ・ペパーミント ・ユーカリ ・ラベンダー ・レモン ・ローズマリー （9種）	・イランイラン ・クラリセージ ・グレープフルーツ ・ジュニパーベリー ・スイートオレンジ ・スイートマージョラム ・ゼラニウム ・ティートリー ・フランキンセンス ・ペパーミント ・ベルガモット ・ユーカリ ・ラベンダー ・レモン ・レモングラス ・ローズマリー ・ローマンカモミール （17種）
出題数	55問	70問
試験時間	30分	35分
合格基準	正答率80％	
合格率	およそ90％	
資格の有効期限	終身資格	

アロマテラピー検定に関するお問い合わせ >>>　AEAJアロマテラピー検定事務局
E-mail kentei@aromakankyo.or.jp

AEAJの資格制度

AEAJは、アロマテラピーの正しい知識の普及啓発や専門人材の育成のため、
各種資格認定を行っています。資格を取得した方々は、その専門知識や技能を活かし、
さまざまな分野で活躍しています。

AEAJが認定する資格の全体像

[一般]

| アロマテラピー検定 1級 | アロマテラピー検定 2級 | ナチュラルビューティ スタイリスト検定 | 環境カオリスタ検定 |

会員対象のプロフェッショナルな資格が取得できます

[AEAJ会員]

アロマテラピーアドバイザー

| アロマテラピー インストラクター | アロマセラピスト | アロマブレンド デザイナー | アロマ ハンドセラピスト |

[どなたでも受験できる資格]

アロマテラピー検定
（1級・2級）

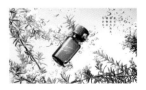

精油の香りや扱い方に関する知識を持ち、家族や周囲の人とともにアロマテラピーを健康維持に用いるための検定試験。

ナチュラルビューティスタイリスト検定
インターネット受験方式

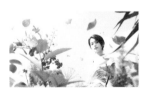

植物のチカラに関する知識を持ち、身体の内外から美容と健康に活かすための検定試験。

環境カオリスタ検定
インターネット受験方式

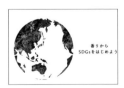

植物とその香りの恩恵について学び、身近にできるエコアクションを実践するための検定試験。

AEAJ会員対象のプロフェッショナルな資格

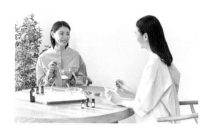

アロマテラピーアドバイザー

精油の安全な使い方やアロマテラピーに関係する
法律などの知識をもち、日常生活でのアロマ活用法を
提案できる力を認定する資格です。

こんな人におすすめ

・アロマクラフト作りを楽しみたい
・アロマグッズの企画開発に携わりたい
・アロマのワークショップを開催したい

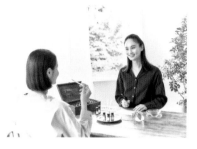

アロマテラピーインストラクター

精油の特徴や使い方、最新の研究情報などの深い知識をもち、
目的に合わせて提案できるアロマテラピーの
専門家であることを認定する資格です。

こんな人におすすめ

・アロマコスメなどの企画開発に携わりたい
・プチ不調に悩む人に、アロマを活用した心身のメンテナンス法を広めたい
・看護などのヘルスケアにアロマを役立てたい

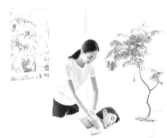

アロマセラピスト

トリートメント技術と精油の専門知識をもち、
心身の状態に合わせてアロマトリートメントを提供できる
プロフェッショナルであることを認定する資格です。

こんな人におすすめ

・サロンでアロマトリートメントを提供したい
・企業やイベントなどで出張アロマトリートメントを実施したい
・身近な人のヘルスケアとしてアロマトリートメントを活かしたい

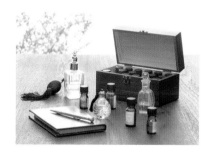

アロマブレンドデザイナー

精油を組み合わせてブレンドすることで、
さまざまなシーンや目的に合ったオリジナルの香りを創作することが
できる能力を認定する資格です。

こんな人におすすめ

・オリジナルの香りによる空間芳香や、フレグランス作りを楽しめるようになりたい
・教育の場や、アロマテラピートリートメント時にブレンドの知識を活かしたい

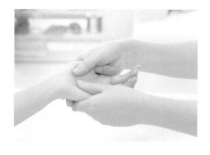

アロマハンドセラピスト

安全にアロマテラピーを行うための知識をもち、第三者に
アロマハンドトリートメントを提供できる能力を認定する資格です。

こんな人におすすめ

・家族や周囲の人々に自信をもってアロマハンドトリートメントをしたい
・ボランティアや地域活動、イベントなどでアロマハンドトリートメントをしたい

アロマテラピー検定に関するよくある質問

Q どんな方が
受験していますか？

≫

A 10代から70代まで幅広い年齢層の方が受験されています。アロマテラピーの知識を深め日々の生活に取り入れたい方、仕事に活かしたい方など受験目的もさまざまです。

Q 2級を取得せずに
1級を受験してもよいですか？

≫

A 1級からの受験も可能です。ただし、1級の出題範囲には2級の内容が含まれます。

Q 独学でも学べますか？

≫

A 独学でも受験可能です。今後のプロフェッショナルな資格取得を見据えて認定スクールに通う方もいらっしゃいます。

Q 試験はどのように
出題されますか？

≫

A 選択解答式のインターネット試験で、公式テキストから出題されます。出題の傾向などは、公式問題集を参考にしてください。

Q 「Chapter 6 アロマテラピーと
ビューティ＆ヘルスケア」の
アロマクラフトのレシピも
試験範囲ですか？

≫

A 「精油の例」と「レシピの例」は出題範囲ではありませんが、実際にライフスタイルに活かすためにも、大まかな手順などは覚えておくとよいでしょう。

Q 申し込み後のキャンセルは
できますか？

≫

A 試験中止の場合を除き、決済完了後のキャンセルおよび次回への振り替えはできません。

Q 「ナチュラルビューティ
スタイリスト検定」との
違いはなんですか？

≫

A ナチュラルビューティスタイリスト検定は、植物のチカラをインナーケアやアウターケアなどに活かし、毎日を健やかに過ごすための知識を身につけるものです。アロマテラピー検定は、植物のチカラの中でも「香り」に特化して知識を深め、健康や美容、暮らしに役立てるものです。

AEAJの認定スクール

AEAJでは、アロマテラピーに関する知識を習得する場として、
AEAJの定める標準カリキュラムを採用し、施設や講師についての条件をクリアしたスクールを
「認定スクール」として認めています。

AEAJ認定スクールで学ぶメリット

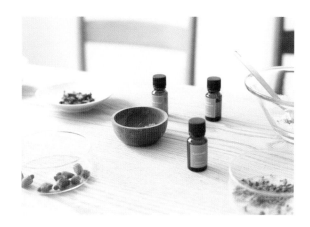

1. 実践的なアロマの知識が身につく

専門知識豊富な講師から、ライフスタイルへの
アロマテラピーの役立て方を学べます。

2. 講師や仲間との出会い

専門知識と経験を持つ講師、同じ目的を持った
仲間との出会いは、かけがえのない財産に。

3. 豊富な材料を使った実習体験

さまざまな精油や素材を用いて、手作り化粧品
などの実習を行うことができます。

全国に広がる
AEAJ認定スクール

AEAJ認定スクールは全国に約700校※
あり、個人正会員が運営する認定
教室、法人正会員が運営する認定校
から目的に合わせて選ぶことができ
ます。※2024年3月現在

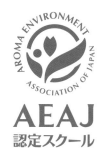

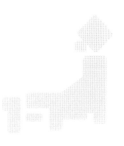

お近くの認定スクールは、公式サイトより検索できます。

www.aromakankyo.or.jp/licences/school/

AEAJ認定スクール	検索

公益社団法人
日本アロマ環境協会（AEAJ）について

AEAJは内閣府に公益認定された、アロマテラピー関連で唯一の公益法人。
植物の香りを用いた「アロマテラピー」を通じて人々の心身の健康に寄与することを目的に、
アロマテラピーの普及・調査・研究などの活動を行っています。
その一環として、アロマテラピー検定をはじめとした各種資格認定による、
正しい知識と技能を持った人材育成に取り組んでいます。
また、自然の香りある豊かな環境（アロマ環境）を未来につなぐため、
環境カオリスタ検定や香育など、自然環境の保全・創造に向けた取り組みも推進しています。

主な事業内容

・安全なアロマテラピーを実践できる人材の育成（各種資格認定制度、AEAJ認定スクール制度）
・学術調査研究（アロマサイエンス研究所）
・AEAJ表示基準適合精油認定制度の運営
・「アロマ環境」の保全・創出に向けた活動（環境カオリスタ、香育）

主な会員特典

・アロマテラピー保険（アロマテラピー賠償責任補償制度）への自動加入
・機関誌『AEAJ』の無料購読
・会員限定セミナーやセール、動画チャンネル
・アロマテラピーショップやスクール、ハーブ園などでの会員優待サービス
・アロマテラピー関連書籍の割引購入
・ボランティア・香育・学術研究などの各種支援制度

入会方法

1. インターネット（クレジットカード、コンビニ支払いなど）　　www.aromakankyo.or.jp　　AEAJ　検索
2. 郵便振替（専用払込取扱票　※郵便局・ゆうちょ銀行専用）
   公式サイト内資料請求ページ、またはお電話にてご請求ください。

会費

	入会金	年会費
個人正会員	10,000円	12,000円
法人正会員	300,000円	60,000円

※個人正会員は、ご入会の時期により初年度の年会費が変わります。
※詳しくはAEAJ公式サイト内「入会案内」をご覧ください。

アロマサイエンス研究所

「よい香りがしそう」「リラックスできそう」　アロマという言葉を聞くと、
そんなイメージをもつのではないでしょうか。アロマテラピーのチカラはそれだけではありません。
古くから、植物の香りを利用した自然療法として私たちの生活と密接に関わり合ってきました。
AEAJでは、アロマテラピーに関するさまざまな研究・調査に取り組んでいます。
植物の持つチカラが、私たちの心や身体にどのように作用するのか、
研究・調査によってその有用性を明らかにするとともに
さらに多くの方にアロマテラピーの魅力を伝えていくため、アロマサイエンス研究所を立ち上げました。

主な活動内容

- ・精油に関する研究の実施
- ・精油に関する先行研究・文献の調査
- ・『アロマテラピー学雑誌』の発行
- ・精油に関する研究・調査の支援

■AEAJ公式サイトで精油に関する研究を紹介

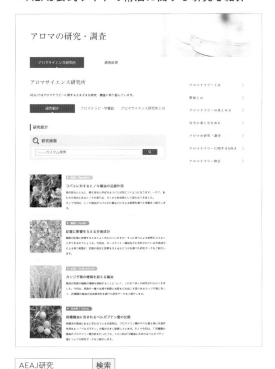

AEAJ研究　　検索

■アロマサイエンスレポート
～科学的根拠に基づくアロマ最新事例を紹介～

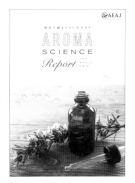
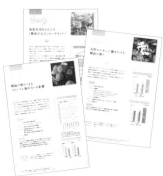

[Beauty] 美肌効果をもたらす「精油の女王」ローズオットー
[Health] 女性ホルモンに働きかける精油の香り
[Kids] 精油の香りによるストレスと集中力への影響
[Life] 月経痛を軽減するラベンダーのアロママッサージ
[Outdoor] レモングラス精油とシトロネラ精油の蚊よけ作用

■機関誌『AEAJ』に最新研究を掲載

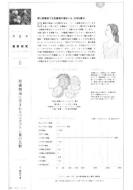
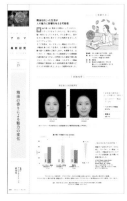

AEAJアロマスペシャリストサーチ

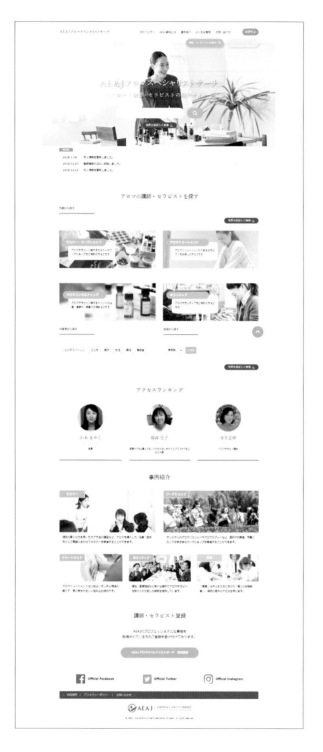

アロマを付加価値とした商品開発や、商業施設でのワークショップイベント、高齢者施設でのハンドトリートメントのボランティアなど、さまざまな分野でアロマの専門人材に対するニーズが高まっています。「AEAJアロマスペシャリストサーチ」は、専門人材であるAEAJのプロフェッショナルな資格を持つ方と、アロマの講師やアロマセラピストを探す企業・団体の方とをつなぐ無料検索サービス。AEAJ会員の方は無料でプロフィールを登録できます。

※2024年4月現在の情報です。
※サイトへの掲載には所定の審査があります。

アロマスペシャリストサーチ	検索

AEAJ公式サイト

公式サイト、公式SNSには、最新ニュース、イベント情報はもちろん、
アロマテラピーに関するさまざまな情報が盛りだくさん。ぜひご活用ください。

※2024年4月現在の情報です。

公式SNS

f www.facebook.com/aromakankyo/

X twitter.com/aromakankyo/

⊙ www.instagram.com/aromakankyo_aeaj/

公式サイト

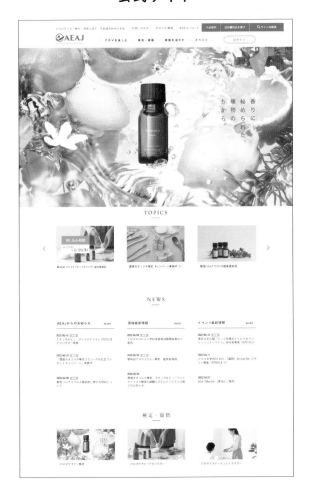

特設サイト

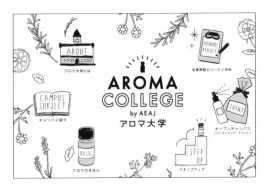

アロマについて幅広く学べるアロマ大学の特設サイト。ア
ロマテラピーの魅力やその役立て方を学べるさまざまな講
座を開講。

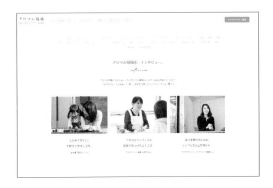

AEAJのアロマテラピー資格を活かして、さまざまな分野
で輝く人たちを紹介するアロマの現場特設サイト。

アロマテラピーの資格を仕事に、ライフスタイルに

AEAJの資格を活かして活躍する、アロマテラピーのスペシャリストたちをご紹介します。

エステティシャン、美容部員を経て
次々とアロマテラピーの資格を取得！

小塚 美香さん

アロマテラピー講師／美容ライター

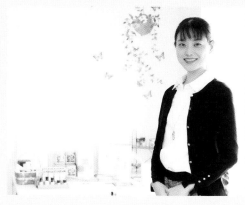

　学生の頃から美容や健康に興味があり、いろいろなセミナーに参加したり講演を聞きに行ったりしていました。そんな中、「スキンケアに"香り"を取り入れると脳波に作用し、肌の状態に影響を与える」という話を聞き、香りについて興味をもちました。その後、エステティシャンから美容部員のトレーナーとなってさまざまな化粧品に触れるうちに、「アロマについてもっと勉強したい」と思うようになり、アロマテラピーアドバイザーを取得しました。

　その後、出産・子育てでお休みしている間に「アロマをちゃんと学び直そう」とスクールに通いました。アロマテラピーインストラクターの資格取得後は、講師として出張講座やイベントの開催などいろいろなことにチャレンジ。やがて「地元でも活動したい」と、近所でアロマのクラフト作りの講座などを始めました。今はAEAJの資格まで取れる認定スクールとなり、今後もっと成長させていきたいと思っています。スクールで学び、教えること、そこで築いた人脈などがひとつひとつ積み重な

資格取得の歩み

30歳：アロマテラピー検定1級取得
31歳：アロマテラピーアドバイザー取得
32歳：アロマテラピーインストラクター取得
36歳：アロマセラピスト取得
　　　アロマブレンドデザイナー取得
37歳：アロマハンドセラピスト取得

って新しいキャリアのきっかけもでき、夢の実現を後押ししてくれています。

　新しい資格の勉強をすると、すでに身につけた知識を深めることにつながり、資格を"活かす"上で役立つことがたくさん。資格があると説得力も増し、講師としての自信も高まります。最近は看護師さんや介護士さんからハンドトリートメントをやってみたいという声も増えていますので、アロマハンドセラピスト資格の知識も活動の機会を広げてくれています。

　今後はアロマをより豊かな暮らしに役立ててもらうために、アロマに触れる方全員に正しい使い方や安全性について知っていただきたいです。自分自身はもちろん、講師を目指される生徒さんにも積極的に身につけてほしいという思いで、日々活動しています。

ヨガなどのレッスンに
アロマテラピーを活用

田島 絵里香さん

ヨガインストラクター／アロマテラピーアドバイザー

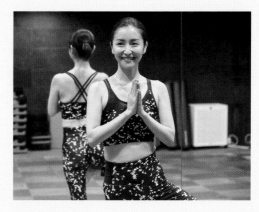

富士山の溶岩を用いて加湿・加温した空間で、発汗を促しながらエクササイズを行う「マグマスタジオ」で、ヨガやピラティス、ストレッチなどのインストラクターをしています。忙しい毎日の中で身体のバランスを崩しがちな30代～40代の女性のお客さまへの、身体を見つめ直すお手伝いの一環として、レッスンにアロマテラピーを取り入れることもあります。

アロマテラピーアドバイザーの資格を取得後、さまざまな精油を的確に選べるようになってレッスンの切り口が増えました。女性が多いレッスンでは、ゼラニウムなどフローラルな印象の香りを選んで少し贅沢な雰囲気に、ダイエットをテーマにしたレッスンでは、ユーカリなど清涼感のある香りを香らせています。また、身体のお悩みのご相談に、アロマテラピーの観点からもアドバイスができるようになりました。ご自宅で手軽にアロマを取り入れていただくお手伝いもできればいいなと思っています。

資格の勉強を通してたくさんの精油の種類に触れ、香

資格取得の歩み

32歳：アロマテラピー検定1級取得
　　　アロマテラピーアドバイザー取得

りの体験の幅が広がってからは、季節や気分によっても心地よいと感じる香りが違うことに気がつきました。

いずれは自分のスタジオをもちたいという夢があるので、アロマテラピーを自分の強みにできるように、今後はもっと上の資格を目指したいと思っています。しっかりした資格をもっていることは、来てくださるお客さまの安心につながりますし、より美しく、毎日を健康に過ごしていただくためにもまだまだ知識と経験を積む必要があると感じています。

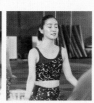

アロマの資格を活かして働く人たちにインタビューした「アロマの現場」はこちら
→ www.aromakankyo.or.jp/aromanogenba

INDEX

■撮影協力
観音山フルーツガーデン、京都府立植物園、京成バラ園芸 (株)、(国研) 森林研究・整備機構森林総合研究所関西支所、(株) 生活の木 メディカルハーブガーデン 薬香草園、武田薬品工業 (株) 京都薬用植物園、八木下農園

■画像提供
アマナイメージズ、アフロ、ゲッティ イメージズ、PPS通信社、ユニフォトプレス

■参考文献
書籍
『アロマテラピー＜芳香療法＞の理論と実際』ロバート・ティスランド著、高山林太郎訳　フレグランスジャーナル社 (1997年)
『アロマテラピーを学ぶためのやさしい精油化学』E・ジョイ・ボウルズ著、熊谷千津訳　フレグランスジャーナル社 (2014年)
『医学大辞典』医学書院 (2010年)
『Essential Oil Safety』Robart Tisserand / Rodney Young (2014年)
『エビデンスに基づくハーブ＆サプリメント事典』エイドリアン・フー・バーマン著、橋詰直孝訳 (2008年)
『香りの百科』日本香料協会　朝倉書店 (2010年)
『化粧品成分ガイド 第6版』宇山侊男・岡部美代治・久光一誠　フレグランスジャーナル社 (2015年)
『広辞苑』岩波書店 (2008年)
『香料と調香の基礎知識』中島基貴　産業図書 (1995年)
『香料の実際知識　第 2 版』印藤元一　東洋経済新報社 (1994年)
『詳説世界史B』山川出版社 (2014年)
『植物の癒力』エリアーネ・ツィンマーマン著、手塚千史・高橋紀子訳　ヴィーゼ出版 (2010年)
『天然香料基原物質集』日本香料工業会 (2011年)
『天然食品・薬品・香粧品の事典』小林彰夫、齋藤洋　朝倉書店 (2002年)

WEBサイト
「BG Plants 和名―学名インデックス (YList)」(米倉浩司・梶田忠2003-)　http://ylist.info
「World Flora Online」http://www.worldfloraonline.org

アロマテラピー検定 公式テキスト　1級・2級　2020年6月改訂版

1999年 9 月15日　　初版発行
2019年 1 月25日　　7 訂版第 1 刷発行
2024年 4 月15日　　8 訂版第 7 刷発行

監修　　沢村正義 (高知大学名誉教授) [精油分野 (Chapter 2)]
　　　　磯田進 (昭和大学・東京農業大学・昭和薬科大学・放送大学非常勤講師) [植物分野 (Chapter 2・精油のプロフィール)]
　　　　長島司 (元高砂香料株式会社) [精油分野 (Chapter 4)]
　　　　東原和成 (東京大学大学院教授) [アロマテラピーのメカニズム (Chapter 5・嗅覚)]
　　　　古賀良彦 (杏林大学名誉教授) [アロマテラピーのメカニズム (Chapter 5・肌)・健康分野 (Chapter 6)]
　　　　鳥飼総合法律事務所 [法律分野 (Chapter 8)]
　　　　木村正典 (元東京農業大学農学部准教授) [植物分野 (精油のプロフィール)]
　　　　堀田龍志 (日本調香技術普及協会名誉理事) [香料分野 (精油のプロフィール)]
　　　　アロマサイエンス研究所 [研究データ]

編集発行人　　公益社団法人 日本アロマ環境協会
発行所　　　　公益社団法人 日本アロマ環境協会
　　　　　　　〒150-0001　東京都渋谷区神宮前六丁目34番24号
　　　　　　　AEAJグリーンテラス
　　　　　　　E-mail　kentei@aromakankyo.or.jp
©Aroma Environment Association of Japan, 2020. Printed in Japan

発売元　　　　株式会社 世界文化社
　　　　　　　〒102-8187　東京都千代田区九段北四丁目 2 番29号
　　　　　　　電話　03-3262-5115 (販売部)
印刷・製本　　TOPPAN株式会社